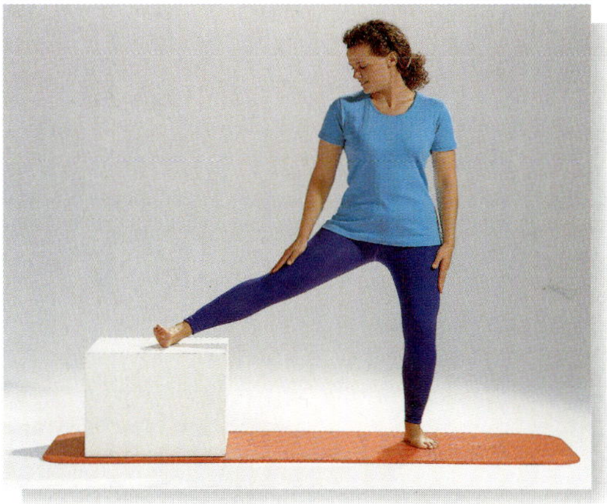

Bandscheibenvorfall

GesundheitsRatgeber

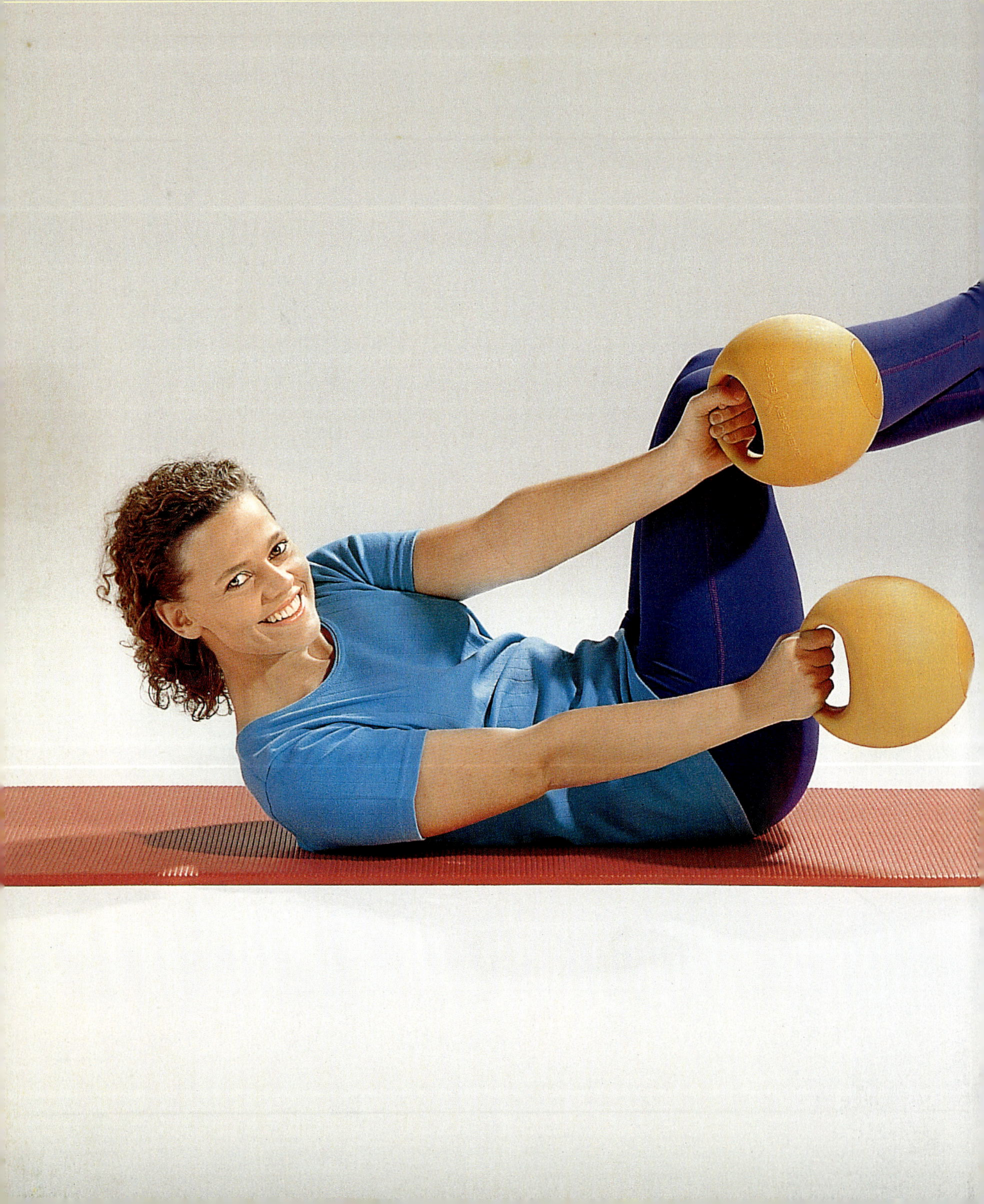

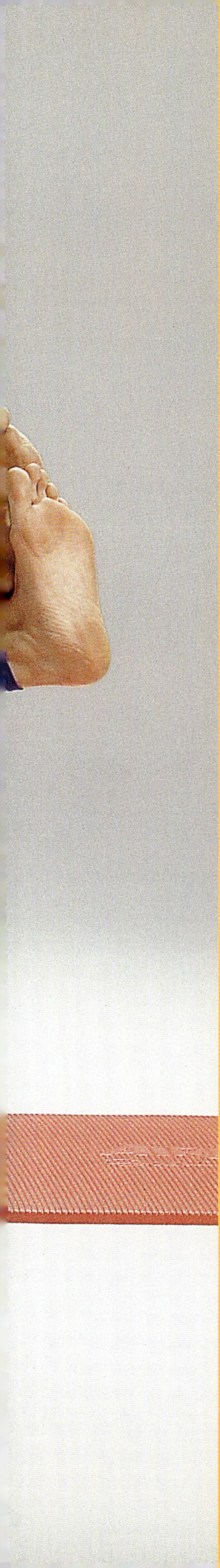

Lieselotte Keller
Fachberatung: Prof. Dr. med. Dr. phil. Winfried Banzer

Wieder leistungsfähig nach dem Bandscheibenvorfall

FALKEN

Inhalt

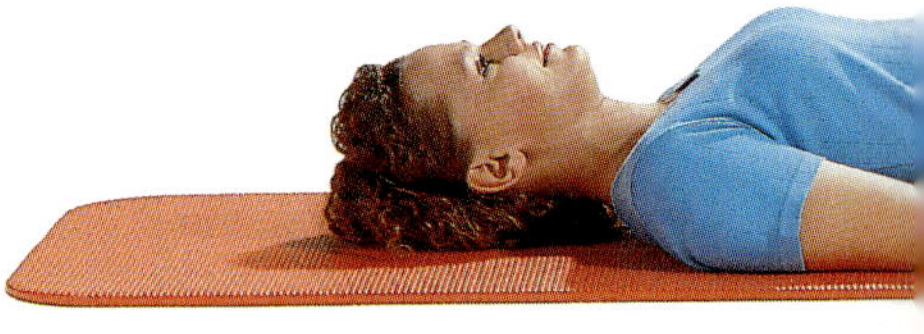

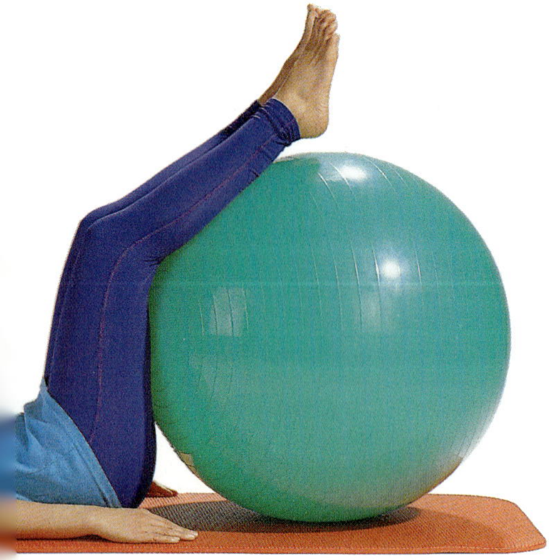

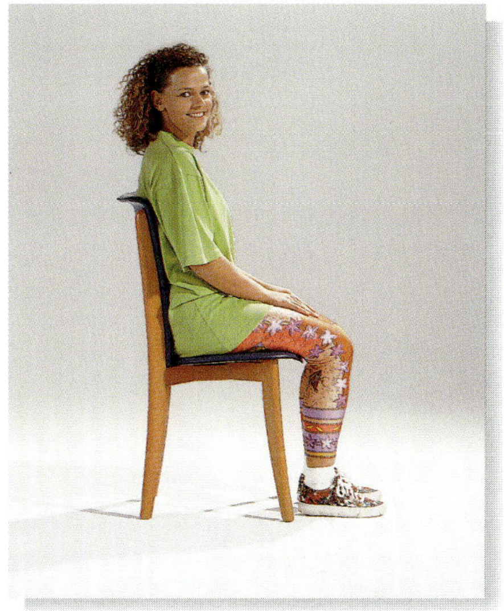

Vorwort

Für die Erhaltung und Förderung der Gesundheit ist jeder einzelne von uns verantwortlich. Die Entwicklung dieses Verantwortungsgefühls ist dringend vor dem Hintergrund eines zunehmenden Rückzugs staatlicher, institutioneller und organisatorischer Initiativen und Aktivitäten zur Gesundheitsförderung notwendig. Diese vor allem in den letzten Jahren zu beobachtende Veränderung in der Prävention ist eine Herausforderung nicht nur für die durch Zivilisationserkrankungen, wie z. B. Rückenschmerzen, Betroffenen, sondern auch für diejenigen, die noch schmerzfrei sind.
Rückenschmerzen können ohne Zweifel als eine der belastendsten Zivilisationserkrankungen des ausgehenden Jahrtausends bezeichnet werden. Epidemiologische Untersuchungen beziffern die mit Rückenleiden entstehenden volkswirtschaftlichen Gesamtkosten auf über 30 Milliarden Mark pro Jahr. Darin eingeschlossen sind ca. 80 Millionen Tage Arbeitsausfall. Rentenversicherungsträger berichten von ca. 20 % Frühberentungen als Ergebnis von chronischen Rückenbeschwerden. In den Praxen von Allgemeinmedizinern und Orthopäden sind ca. 40 % der erwachsenen Patienten Menschen, die aufgrund ihrer Rückenschmerzen ärztliche Hilfe suchen. Aber nicht nur die Behandlungen der Akutbeschwerden ist finanziell aufwendig, sondern auch die Rehabilitationskosten von über 2 Milliarden Mark pro Jahr belasten die Gemeinschaft. Neben diesen volkswirtschaftlichen Zwängen ist es aber auch die Erkenntnis, dass ein Großteil der Rückenbeschwerden verhaltensbedingt sind. Dies macht es dringend notwendig, geeignete Präventionsstrategien auf breiter Basis zu entwickeln und zu vermitteln. Wenn wissenschaftliche Untersuchungen nachweisen, dass schon 30–50 % aller Kinder und Jugendliche Haltungsschwächen haben, so sollten diese Maßnahmen bereits im Kindes- und Jugendalter beginnen und in vielfältiger Form das weitere Leben begleiten.
Bewegungsmangel kann als einer der dramatischsten Risikofaktoren für die Gesundheit jedes Einzelnen bezeichnet werden. Es ist daher dringend notwendig, dass Präventionsmaßnahmen vor allem zu mehr körperlicher Aktivität aufrufen und geeignete Programme und Hilfestellungen anbieten. Dies

trifft auch für die Prävention und Rehabilitation von Rückenbeschwerden zu. Wissenschaftliche Untersuchungen verdeutlichen, dass Immobilisation und Passivität für die meisten Rückenerkrankungen nur in den ersten 1–2 Tagen sinnvoll sind – danach sollten die Patienten möglichst unter Anleitung zu funktioneller Therapie, Mobilisation und Aktivität angeleitet werden. Eine ganz besondere Rolle im Zusammenhang mit Rückenleiden spielt die Muskulatur. Der Bewegungsmangel führt bei vielen Menschen zu einem Verkümmern der muskulären Leistungsfähigkeit. Dehnfähigkeit, Kraft und Koordination nehmen aufgrund mangelnder Übung zunehmend ab. Dazu kommt, dass ab ca. dem 30. Lebensjahr die individuelle Muskelkraft, wenn sie nicht trainiert wird, an Leistungsfähigkeit verliert. Besonders fatal ist diese Entwicklung für die Muskelgruppen, die die Wirbelsäule stabilisieren und bewegen sollen. Aus diesem Defizit entwickelt sich ein muskuläres Ungleichgewicht zwischen zunehmend verkürzten Muskelgruppen und Muskeln, die an Kraft verlieren. Diese ungünstige Spirale wird durch das Auftreten von Schmerzen weiterhin negativ beeinflusst.
Es ist daher dringend notwendig, im Rahmen von präventiven, aber auch rehabilitativen Strategien bei Rückenschmerzen die „Pflege“ der Muskulatur in den Mittelpunkt der aktiven Bemühungen zu stellen. Am Anfang dieser Bemühungen müssen Übungen zur Verbesserung der Körperwahrnehmung der verschiedenen Gelenke und Funktionen stehen. Ist das Gefühl für die Wahrnehmung und Steuerung von Alltagsbewegungen wieder erlernt, müssen Strategien entwickelt werden um komplexe Bewegungssteriotypien, die sich sehr oft negativ entwickelt haben, zu korrigieren.
Ein weiterer wichtiger Baustein der Muskelpflege ist ein funktionelles und physiologisch abgestimmtes Dehn- und Kräftigungsprogramm der wichtigsten Muskelgruppen. Einfache Bewegungsformen werden nach zunehmender Stabilisierung und Dynamik der Muskulatur in komplexe Alltagssituationen und gegebenenfalls sportliche Bewegungsabläufe übertragen. Aus präventivmedizinischer Sicht wünschenswert ist, dass auf der Basis eines so vorbereiteten Präventions- und Rehabilitationsprogramm die Inspiration für ein lebenslanges Bewegungs- und Fitnessprogramm entsteht.

Prof. Dr. med. Dr. phil. Winfried Banzer

Bandscheibenvorfall – eine Zivilisationskrankheit?

Unser aufrechter Gang fordert seinen Tribut. Die Wirbelsäule des Menschen ist als zentrales Trägerorgan viel härteren Belastungen ausgesetzt als die der Tiere. Während das Körpergewicht der Vierbeiner durch die waagerechte (brückenähnliche) Haltung ihrer Wirbelsäule gleichmäßig auf alle vier Beine verteilt wird, wirken bei uns Menschen die Drückkräfte massiv auf die senkrecht gehaltene Wirbelsäule ein. Es kann daher keineswegs verwundern, wenn die Medizingeschichte schon von Bandscheibenleiden aus vorchristlicher Zeit berichtet. Waren damals die primitiven Lebensumstände und die körperliche Schwerarbeit verantwortlich für Bandscheibenschäden, so ist es heute unsere moderne Zivilisation mit ihrer hoch entwickelten Technik, die sich negativ auf unser natürliches Bewegungsverhalten auswirkt: Wir gehen kaum noch zu Fuß. Vorwiegend sitzende Tätigkeiten, dauerhafte Fehlbelastungen der Wirbelsäule, Bewegungsmangel und Übergewicht setzen schließlich einen vorzeitigen Verschleißprozess der Bandscheiben in Gang, der nicht selten mit einem Bandscheibenvorfall endet.

Doch wäre es zu einfach, den Bandscheibenvorfall als eine typische Zivilisationskrankheit zu bezeichnen, denn die Evolution von der waagerecht gehaltenen Wirbelsäule der Tiere zum aufgerichteten Rückgrat des Menschen hat eine Schwachstelle im unteren Teil der Lendenwirbelsäule hinterlassen – hier treten die meisten Bandscheibenvorfälle auf. Auch der mittlere und untere Teil der Halswirbelsäule ist besonders anfällig. Gerade dieses Wissen gibt uns aber auch die Möglichkeit, durch eine rückengerechte Körperhaltung und ein gut trainiertes Muskelkorsett dem Verschleißprozess der Bandscheiben entgegenzuwirken und somit der Volkskrankheit „Bandscheibenvorfall" vorzubeugen.

Lieselotte Keller

Die Wirbelsäule

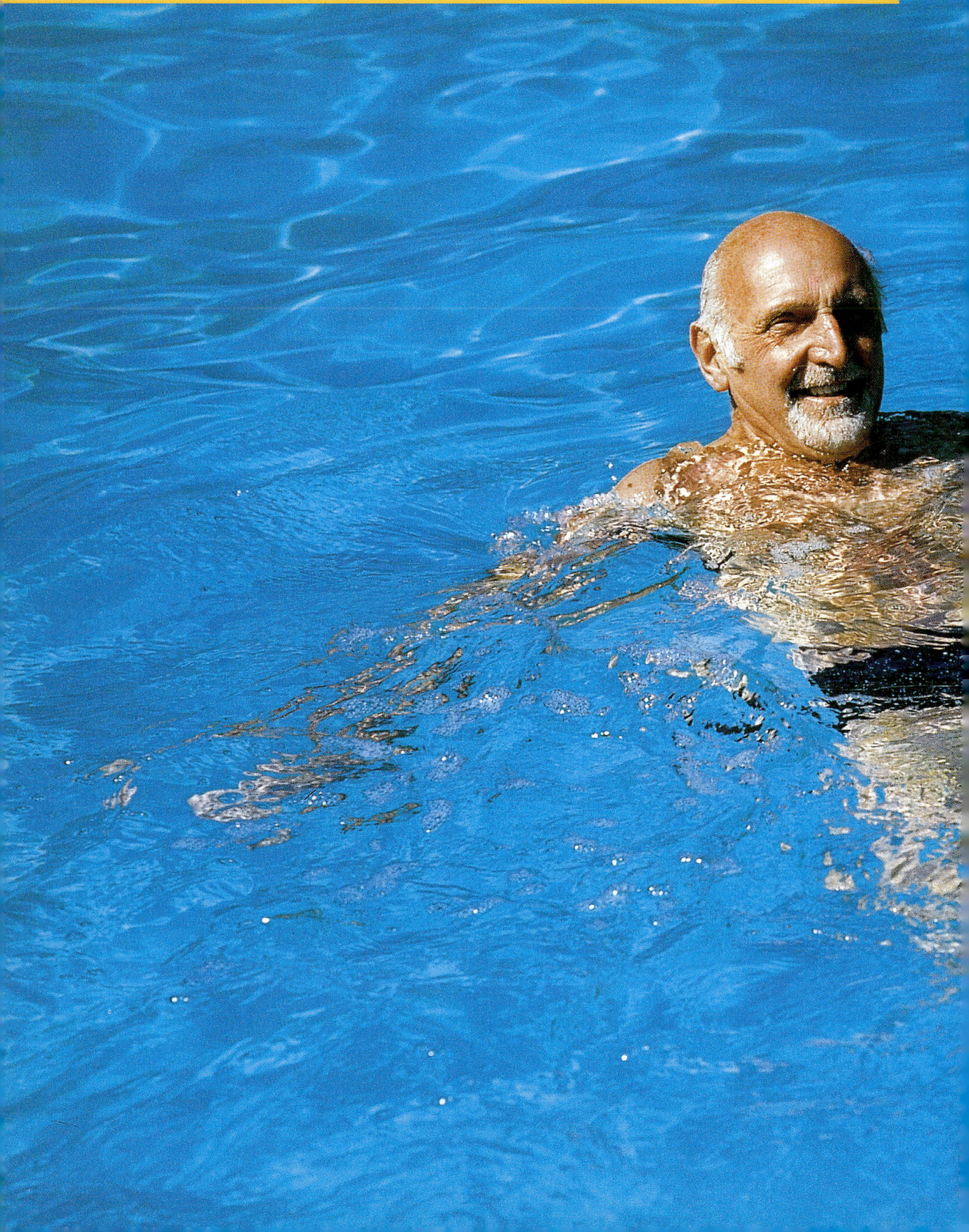

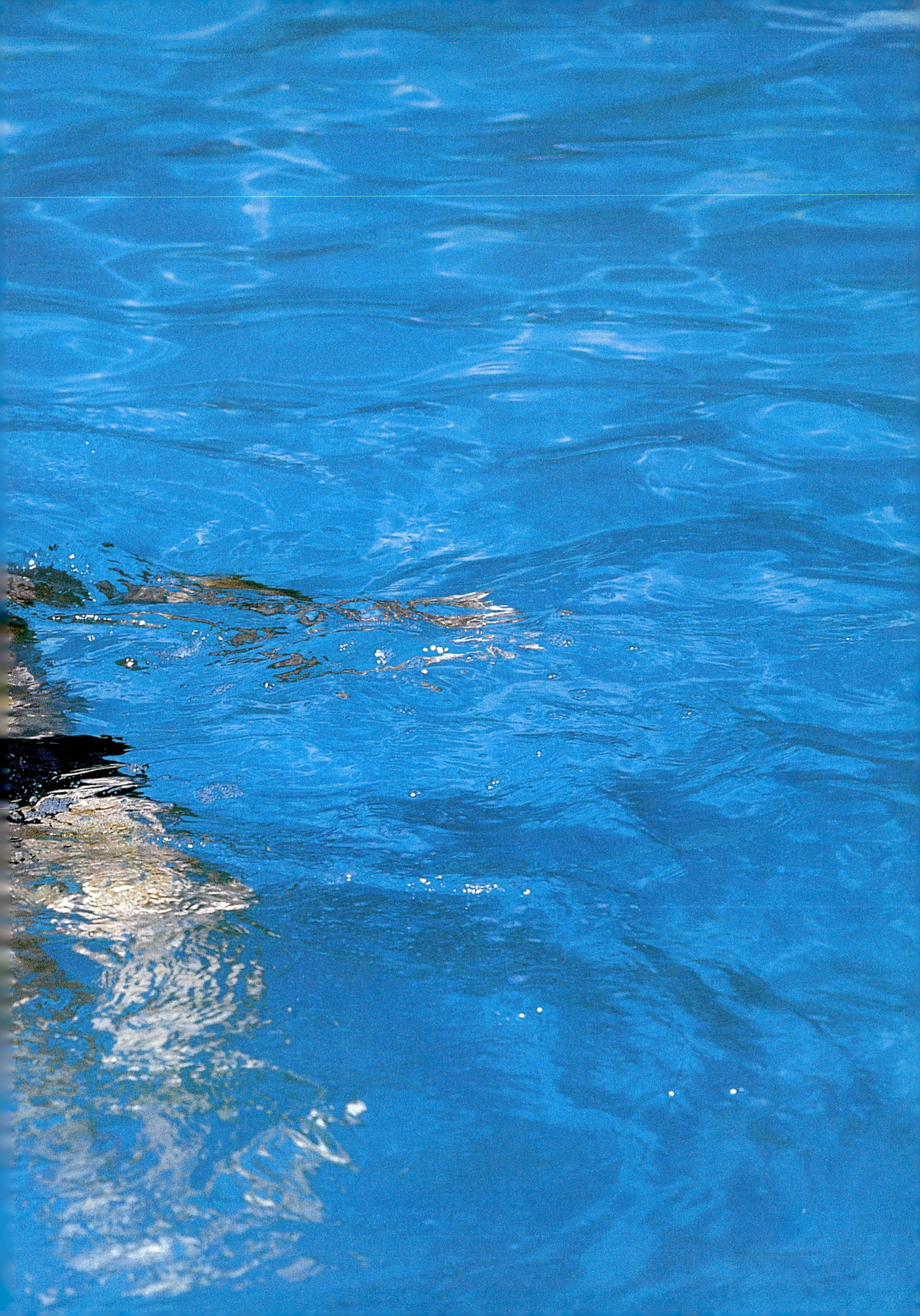

Aufbau der Wirbelsäule

Die Wirbelsäule, auch Rückgrat genannt, ist ein biegsamer Knochenstab, der in einem Zusammenspiel von Knochen, Muskeln und Bändern zwei Aufgaben zu erfüllen hat: die aufrechte Körperhaltung zu stabilisieren und gleichzeitig die Beweglichkeit des Rumpfes zu gewährleisten.
Die Wirbelsäule des Menschen besteht aus 24 beweglichen Wirbeln

- 7 Halswirbeln
- 12 Brustwirbeln
- 5 Lendenwirbeln

mit 23 Zwischenwirbelscheiben (Bandscheiben) und 2 unbeweglichen Knochenverbindungen, dem

- Kreuzbein (5 verwachsene Wirbel) und dem
- Steißbein (4–5 verkümmerte Wirbel).

Der Wirbelkörper ist eine Art Träger und begrenzt zusammen mit dem Wirbelbogen das Wirbelloch. Fasst man alle Wirbelkörper zusammen, so bilden die übereinander liegenden Wirbellöcher den Wirbelkanal, der das in einer

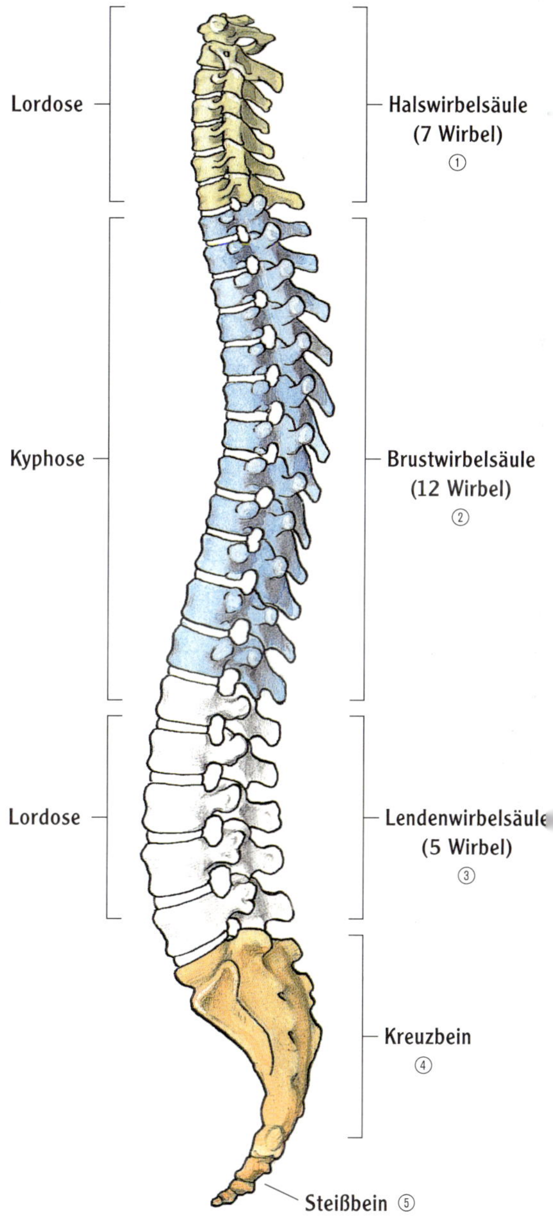

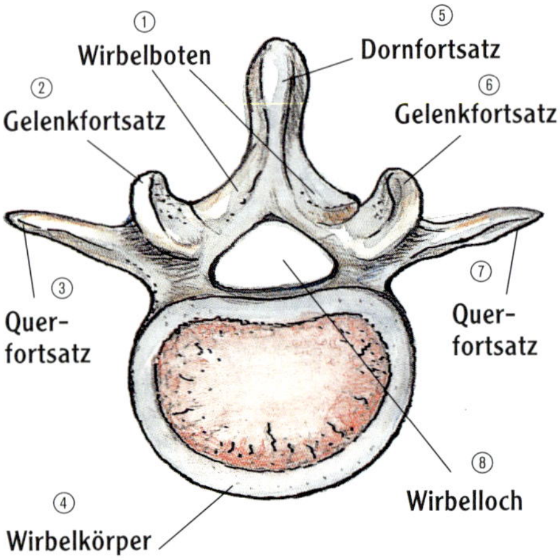

Wirbelkörper (Ansicht von oben)

Flüssigkeit schwimmende Rückenmark mit all seinen Nervensträngen (Nervenwurzeln) enthält. Vom Wirbelbogen gehen die Wirbelfortsätze ab. Es handelt sich um den linken und rechten Querfortsatz, die beidseitigen oberen und unteren Gelenkfortsätze sowie den nach hinten gerichteten Dornfortsatz, der gut durch die Haut sichtbar und tastbar ist. Die Wirbelfortsätze haben die Aufgabe, die gelenkige Verbindung zu den Nachbarwirbeln herzustellen. Sie dienen gleichzeitig als Hebel, an denen die Muskeln ansetzen. Ein Bewegungssegment besteht aus 2 Wirbelkörpern, der Bandscheibe, dem Wirbelgelenk und den Muskeln. Stramme und elastische Bänder geben der Wirbelsäule wie ein in ihr eingelassener Gummizug Halt und sorgen im Verbund mit zahlreichen Muskeln für ihre Beweglichkeit.

Von der Seite her betrachtet ist die Wirbelsäule wie ein doppeltes S geformt. Mit dem Aufrichten des Körpers wird die Lendenwirbelsäule gegen das nach innen gewölbte (konkave) Kreuzbein abgewinkelt und dadurch nach vorne, d. h. zur Bauchseite hin, durchgebogen. Diese Vorwärtskrümmung wird als Lordose bezeichnet. Die sich anschließende Brustwirbelsäule weist eine Biegung nach hinten, also zum Rücken hin, auf, die Kyphose (Rückwärtskrümmung) genannt wird. Die Halswirbelsäule ist dann wieder lordotisch. Durch den zweifachen Wechsel der Krümmungsrichtung entsteht eine Federwirkung in der Wirbelsäule, was wichtig für die Erfüllung ihrer Aufgaben ist.

Eine gesunde Wirbelsäule sieht – von der Seite betrachtet – wie ein doppeltes S aus

Aufgaben der Wirbelsäule

Die Wirbelsäule hat mehrere Aufgaben: Sie übt neben ihrer Halte-, Trage- und Stützfunktion auch eine Bewegungs- und Schutzfunktion aus.
Als Achsenskelett trägt die Wirbelsäule den Kopf und stützt den Rumpf. Die hierbei auf sie einwirkenden Kräfte werden aufgrund ihrer s-förmigen Krümmung auf die Scheitel (= höchster Punkt einer Kurve) der Halslordose, der Brustkyphose und der Lendenlordose verteilt, so dass die Muskeln und Bänder wesentlich entlastet werden. Das Schwingungsvermögen ermöglicht es der Wirbelsäule, Erschütterungen und Stöße abzufedern sowie das Körpergleichgewicht aufrechtzuerhalten. Darüber hinaus wird die Wirbelsäule für alle Bewegungsformen (Vor-, Rück- und Seitbeugungen sowie Drehungen und Kreisbewegungen) in Anspruch genommen. Das Bewegungsausmaß jedoch ist in den einzelnen Abschnitten unterschiedlich, da es abhängig von der jeweiligen Form der einzelnen Wirbelkörper und Gelenkflächen, von der Spannung der Bänder und dem Spannungszustand bzw. Leistungsvermögen der Rückenmuskulatur ist.
Die Halswirbelsäule ermöglicht Bewegungen in fast alle Richtungen. Am ausgiebigsten können Seitwärtsneigungen und Drehbewegungen im Bereich der Hals- und Brustwirbel ausgeführt werden, während die Rumpfbeugung nach vorne und hinten hauptsächlich im Bereich der Hals- und Lendenwirbel erfolgt. Als unbeweglichster Abschnitt gilt die Brustwirbelsäule. Ihre relative Steifheit ist einerseits durch den Rippenthorax, andererseits durch die Konstruktion der einzelnen Brustwirbel bedingt. Denn die dachziegelartig übereinander liegenden Dornfortsätze erschweren ganz erheblich eine Rückbeugung im Bereich der Brustwirbelsäule.
Die Wirbelsäule, genauer gesagt der Wirbelkanal, umschließt wie ein Schutzpanzer das Rückenmark, das ein Teil des Zentralen Nervensystems ist. Da das Rückenmark kürzer ist als die Wir-

belsäule – es reicht vom großen Hinterhauptsloch bis in die Höhe des 2. Lendenwirbels –, wird der größte Teil des Lendenwirbelkanals nur noch von Nervenfasern, die auch Nervenwurzeln genannt werden, durchzogen. Diese Nervenwurzeln treten aus dem Wirbelkanal durch die Zwischenwirbellöcher (Foramina intervertebralia) aus und verflechten sich miteinander.

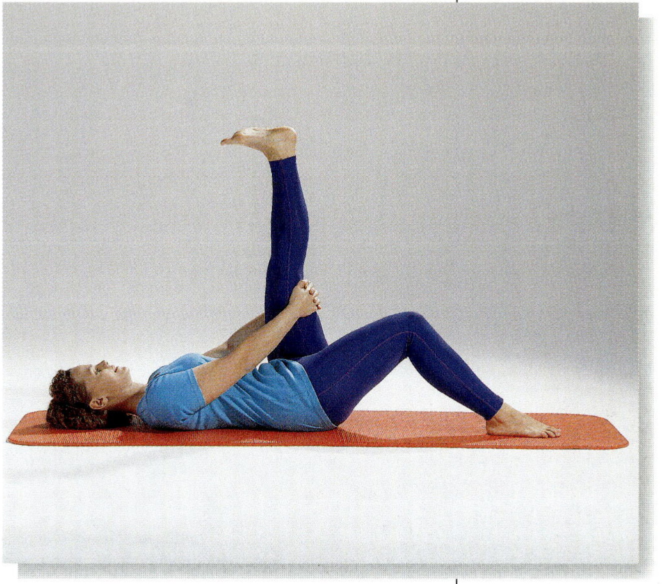

Die Bandscheiben

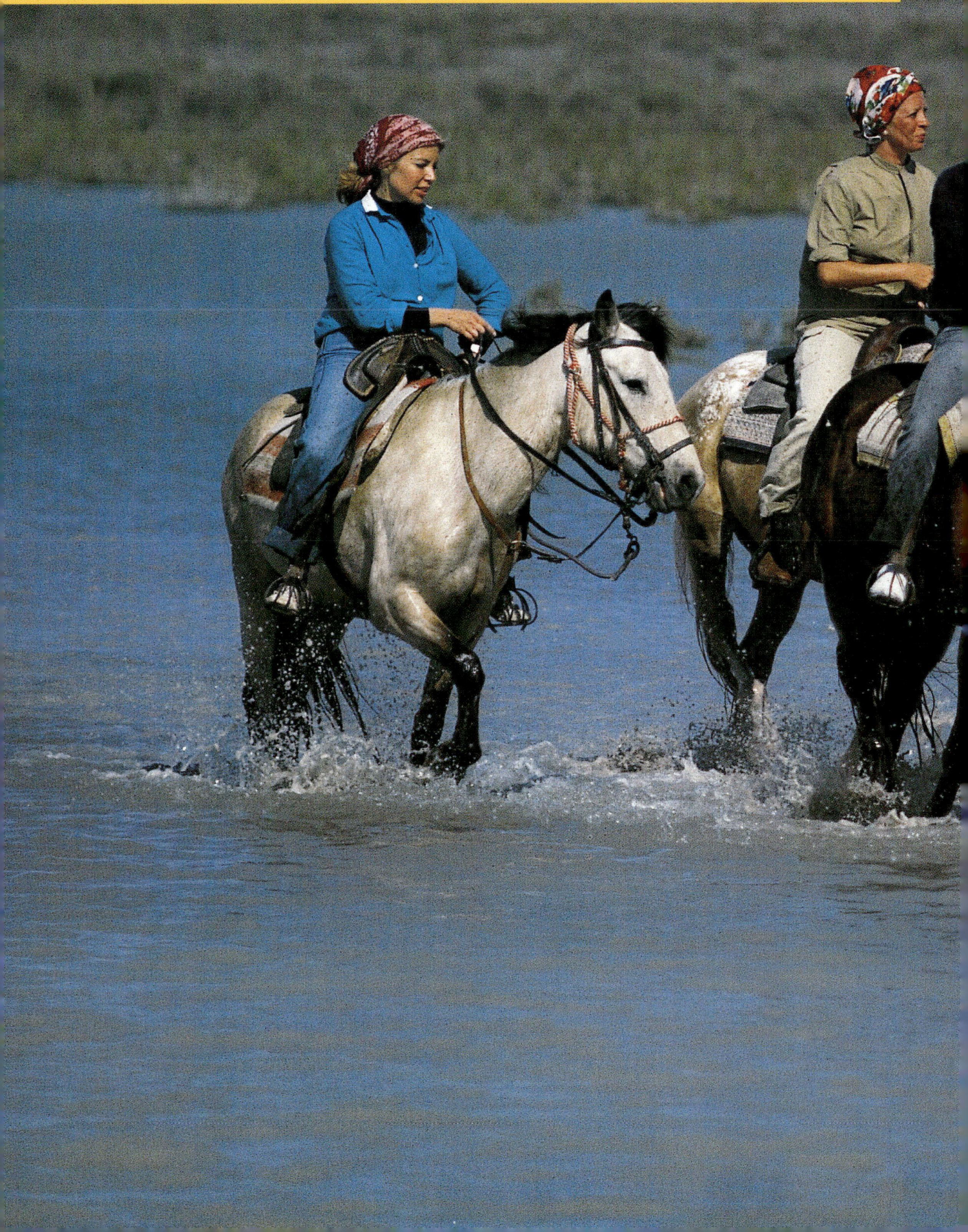

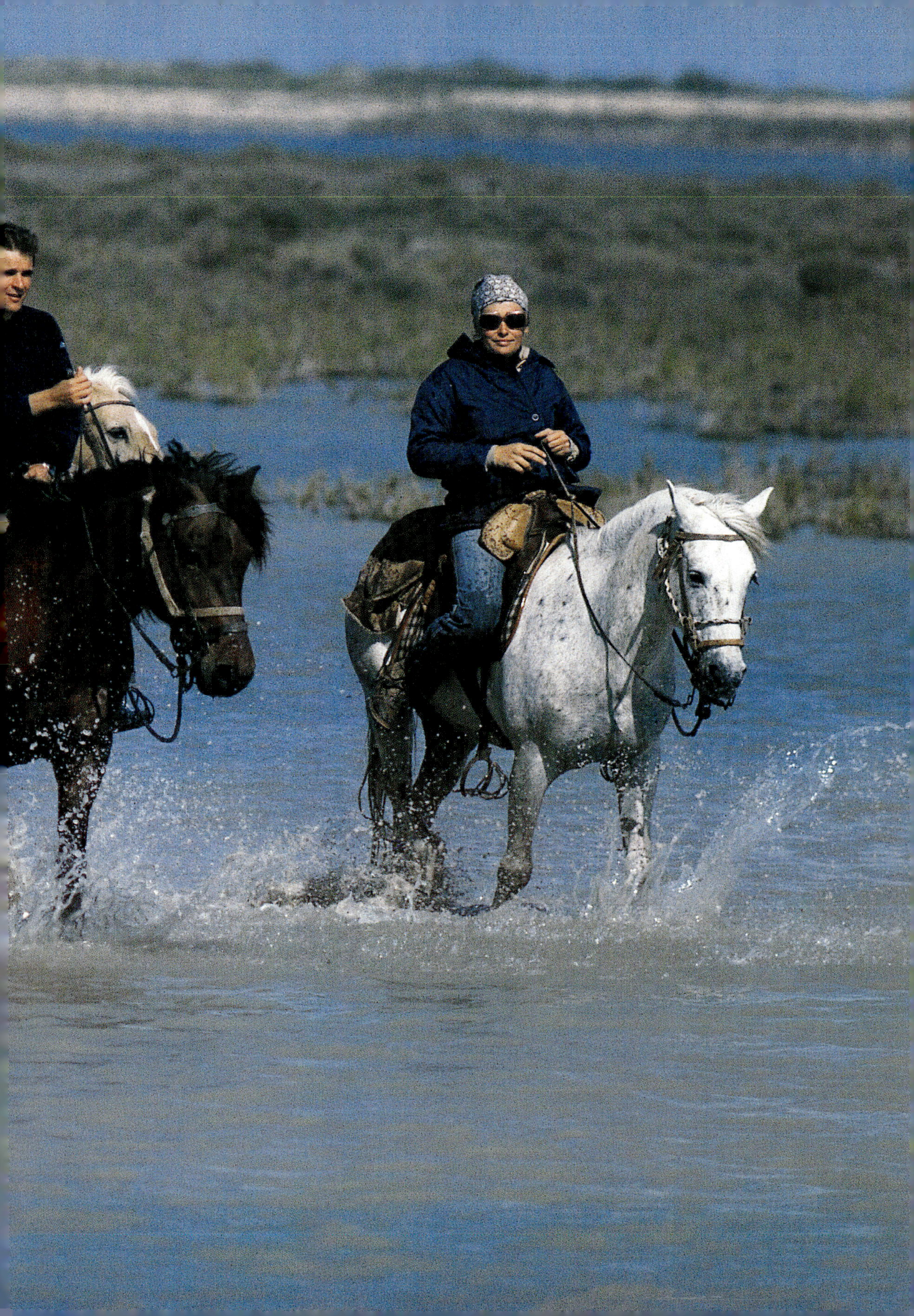

Beschaffenheit der Bandscheiben – Gallertkern und Faserring

Zwischen den Wirbeln befindet sich jeweils eine Bandscheibe (Discus intervertebralis), die auch als Zwischenwirbelscheibe bezeichnet wird. So stoßen die Wirbel nicht direkt aufeinander und werden in ihrer Gesamtheit beweglich miteinander verbunden. Lediglich zwischen dem 1. und 2. Halswirbel sowie zwischen dem verknöcherten Kreuz- und Steißbein fehlen die Bandscheiben.

Die Bandscheibe besteht aus einer knorpeligen Fasermasse, die Wasser extrem anzieht. In ihrem Inneren befindet sich zentral ein rundlicher, aufgequollener **Gallertkern** (Nucleus pulposus), der in einer unter Druck stehenden Hülle eingeschlossen ist. Er wird von einem hintereinander geschichteten **Faserring** (Anulus fibrosus) wie eine Zwiebel umschlossen. Der Umfang der Bandscheibe entspricht dem Ausmaß des jeweiligen Wirbels. Sie nimmt daher in Höhe und Flächengröße vom 2. Halswirbel an bis hin zum 5. Lendenwirbel kontinuierlich zu. Die durch Bandstrukturen fest mit den über und unter ihr liegenden Wirbelkörpern verbundene Bandscheibe hat weder Nerven noch Blutgefäße.

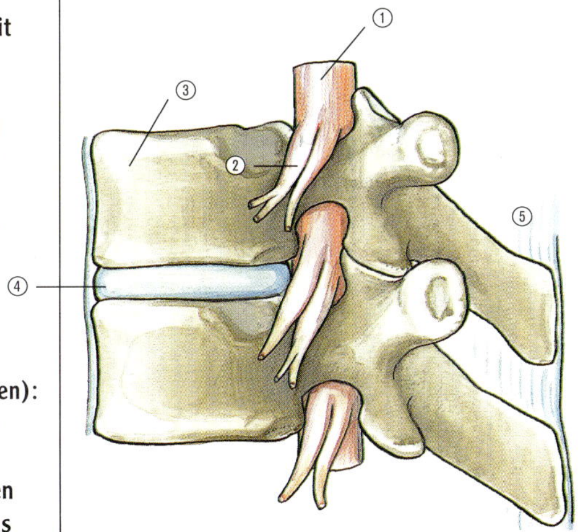

Lendenwirbel mit Nervenwurzeln:
① Rückenmark
② Nervenwurzel
③ Wirbelkörper
④ Bandscheibe
⑤ Bindegewebe

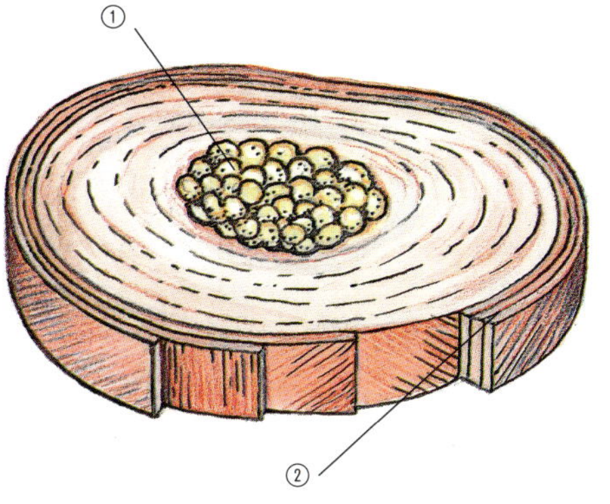

Bandscheibe (Ansicht von oben):
① gallertartiger Kern
② Faserschichten des Faserrings

Aufgaben der Bandscheiben – Puffer- und Kugellagerfunktion

Allein die Elastizität der Bandscheibe ermöglicht die Beweglichkeit der einzelnen Wirbelkörper zueinander. Zudem fängt die Bandscheibe – wie ein Stoßdämpfer – Erschütterungen, die auf die Wirbelsäule einwirken, auf. Ihre Arbeitsweise lässt sich am einfachsten mit der Funktion eines Wasserbettes vergleichen.

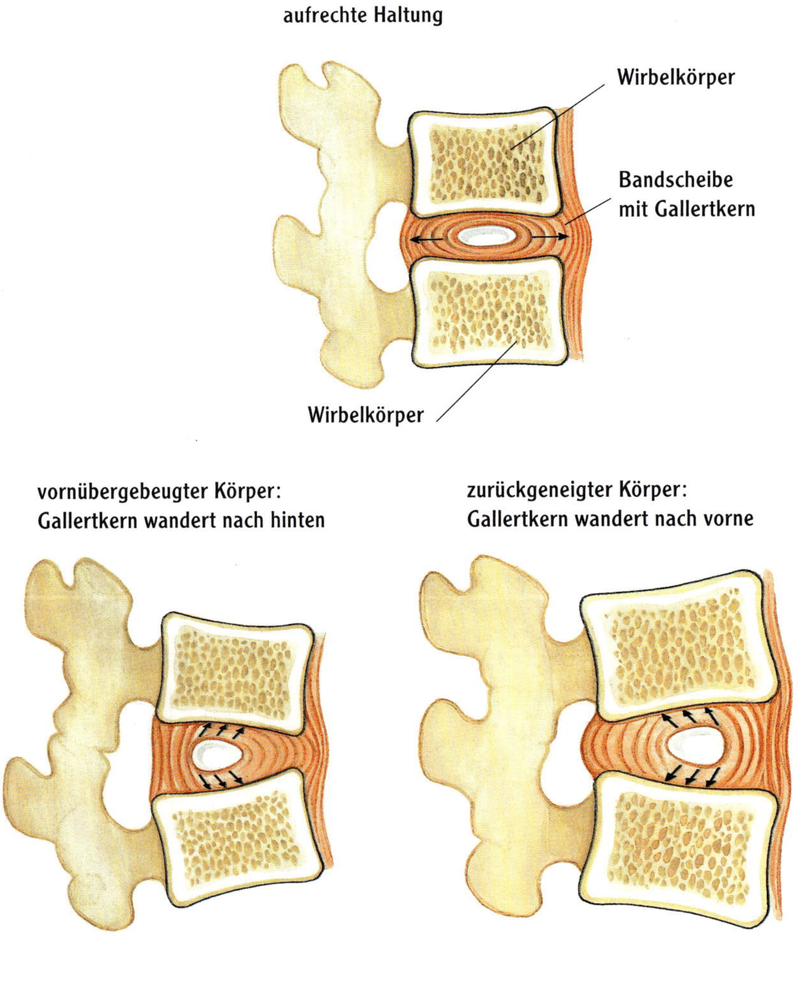

Bandscheibe mit Gallertkern bei unterschiedlicher Körperhaltung (Seitenansicht)

Dabei spielt der in seiner Hülle eingeschlossene Gallertkern eine wesentliche Rolle. Denn aufgrund seiner Eigenschaften, sich innerhalb der Bandscheibe in alle Richtungen bewegen zu können und bei Einwirkung mechanischer Kräfte auch seine Form zu verändern, ist er in der Lage, auf alle Bewegungen ausgleichend und somit stabilisierend zu reagieren. So übt der Gallertkern der Bandscheibe – neben der wichtigen Federwirkung der s-förmig gekrümmten Wirbelsäule – auch eine deutliche Pufferfunktion aus.
Bei aufrechter Körperhaltung wirken die Kräfte senkrecht und konstant auf die Bandscheibe ein, sodass diese gleichmäßig zusammengedrückt wird. Faserring und Gallertkern weichen dabei minimal seitlich aus. Einseitig wirkende Kräfte erzeugen aber unterschiedliche Druck- und Zugspannungen. So wird zum Beispiel beim Vorwärtsbeugen des Rumpfes der vordere Teil der Bandscheibe komprimiert und der hintere Teil entlastet, wobei sich der Gallertkern etwas nach hinten verschiebt, denn er hat die Neigung sich in unbelastete Gewebsstrukturen zu verlagern. Dementsprechend bewegt sich bei einer Rückwärtsbeugung der Gallertkern etwas nach vorne. Bei Betrachtung dieser Eigenschaften lässt sich die Arbeitsweise der Gallertkerne, insbesondere in ihrer Gesamtheit, recht gut mit einem Kugellager vergleichen.
In einer gesunden Bandscheibe verfügen die hinteren Faserringstrukturen über soviel Spannkraft, dass sie Belastungen selbsttätig entgegenwirken können und wie ein Gummiring den Gallertkern in der Bandscheibenmitte halten.

Ernährung der Bandscheiben – das Schwammprinzip

Die Bandscheibe wird nicht durchblutet; insofern kann ihre Ernährung auch nicht über die Blutgefäße erfolgen – der Nährstoffaustausch funktioniert vielmehr nach dem „Schwammprinzip": Durch die aufrechte Körperhaltung werden die Bandscheiben zusammengedrückt. Dabei wird eine geringe Menge Gewebsflüssigkeit, die auch Abfallstoffe enthält, aus ihnen herausgepresst. In der Liegestellung schwindet dann der Druck auf die Bandscheiben, sodass diese sich wieder mit Flüssigkeit und den darin enthaltenen Nährstoffen aus dem Gewebe in ihrer Umgebung auffüllen. Erst der ständige Wechsel zwischen „Ausquetschen" und „Aufquellen" des Knorpelgewebes gewährleistet eine gesunde Ernährung der Zwischenwirbelscheiben. Die Bandscheiben leben also sprichwörtlich von der Bewegung.

Bewegung ist für die Bandscheiben lebenswichtig

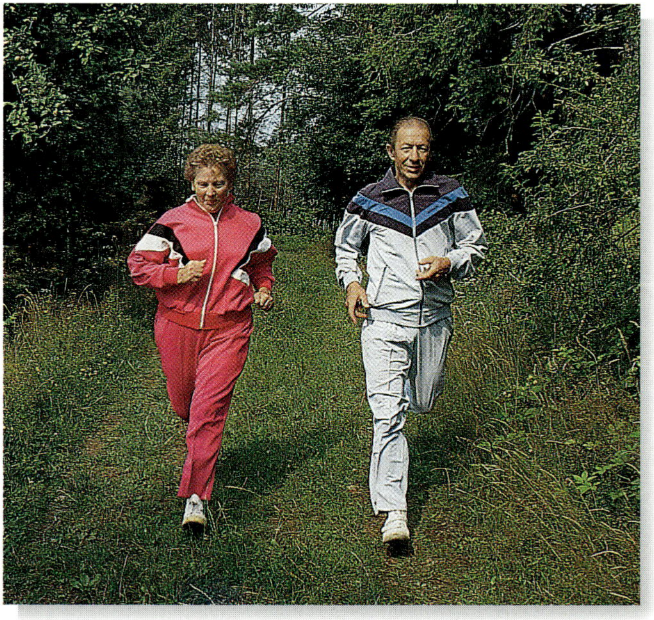

Bandscheiben altern – Rückbildungs- und Schrumpfungsprozesse

Der natürliche Alterungsprozess (Degeneration) der Bandscheiben beginnt schon in jungen Jahren. Er wird aber durch eine schlechte Bandscheibenernährung infolge mangelnder Bewegung und fehlerhafter Körperhaltung begünstigt.
Mit zunehmendem Alter vermindert sich der Flüssigkeitsgehalt im Bandscheibengewebe, die knorpelige Fasermasse wird immer trockener, sie verliert dadurch an Höhe und wird letztlich brüchig: Die Bandscheiben büßen ihre pralle Elastizität ein und erschlaffen. Damit lässt auch ihre Pufferwirkung stark nach, denn aufgrund des kleiner gewordenen Zwischenwirbelraums verringert sich der Abstand zwischen den beiden der Bandscheibe gegenüber liegenden Wirbelkörpern. Da das Ausmaß des Zwischenwirbellochs abhängig ist von der Höhe der Bandscheiben, verkleinert es sich entsprechend bei diesem altersbedingten Schrumpfungsprozess. Das bedeutet weniger Raum für die Nervenwurzeln, die ja durch die Zwischenwirbellöcher gehen.
Schließlich können sich durch diese Schrumpfungsprozesse Risse, Spalten und Höhlen im Fasergewebe bilden, so dass der Gallertkern bei Belastungen nicht mehr in seiner zentralen Position bleibt, sich aufgrund der Gewebsschwäche vorwölbt oder im schlimmsten Fall sogar durch den Faserring nach außen tritt.

Erkrankungen der Bandscheiben – wichtige Symptome

Schmerzen – gleich welcher Art – sind immer ein Signal für eine Störung im körpereigenen Regulationssystem: Sie zeigen eine Beeinträchtigung oder sogar den Ausfall einer Funktion an. Mitunter bewirken aber Schmerzen auch gerade das, was sie durch ihr Auftreten verhindern wollen. Auf den Rücken bezogen heißt das: Wir nehmen allzu oft eine Schonhaltung ein und weichen damit dem Schmerzzustand aus, ohne die Ursache abzuklären und sie dann zu beseitigen. Da die Bandscheiben nervenlos sind, können sie auch nicht schmerzen, sondern nur die Ursache für Schmerzen sein – indem sie beispielsweise bei einer Verlagerung auf die Nervenwurzeln drücken.

Wenn die Schmerzen aber stärker werden oder gar mit Empfindungsstörungen (Sensibilitätsstörungen) einhergehen, sollten Sie Ihren Arzt aufsuchen: Der Druck auf die Nervenwurzeln kann Lähmungen auslösen. Erste Anzeichen hierfür sind zum Beispiel das Hängen bleiben mit dem Fuß auf ebener Erde (Fußheberschwäche), ein Taubheitsgefühl in Armen oder Beinen sowie der plötzliche Verlust des Halte- und Greifvermögens im Arm-Hand-Bereich. Es können sich aber auch Schluckbeschwerden (Kloß im Hals) in Verbindung mit Schwindel und Bewegungseinschränkungen im Kopf-Schulter-Bereich einstellen.

Tritt eine Lähmung des Schließmuskels von Blase oder Mastdarm auf, ist dies wegen der drohenden Gefahr einer querschnittsähnlichen Lähmung eine absolute Notfallsituation, die **sofortige ärztliche Hilfe** erforderlich macht.

Eine Bandscheibenvorwölbung bildet sich meist von selbst zurück

Bandscheibenvorwölbung (Protrusion)

Wenn infolge der Verschleißerscheinungen der Gallertkern bei Belastungen aus seiner zentralen Position der Bandscheibenmitte ausbricht und sich einen Weg durch die entstandenen Risse und Spalten zum Bandscheibenrand hin bahnt, kann es passieren, dass er so stark auf den noch intakten Faserring drückt, dass sich die Zwischenwirbelscheibe an einer Stelle vorwölbt. Man spricht dann von einer Bandscheibenvorwölbung, die aber ähnliche Beschwerden wie ein Bandscheibenvorfall auslösen kann. Häufig drückt jedoch das vorgewölbte Bandscheibengewebe auf die Nervenwurzeln, was zu heftigen Schmerzen führt. Auch wenn die Bandscheibenvorwölbung als Vorstufe zum Bandscheibenvorfall angesehen wird, bildet sie sich doch meist von selbst wieder zurück.

Bandscheibenvorfall (Prolaps)

Bandscheibenvorfälle erfolgen in der Regel nur in der Hals- und Lendenwirbelsäule. Man spricht von einem Bandscheibenvorfall, wenn der Gallertkern den Faserring durchbricht und teilweise nach außen vordringt. Meist drückt dabei die vorgequollene Gallertkernmasse auf das im Wirbelkanal verlaufende Rückenmark und auf die von ihm ausgehenden Nervenwurzeln, was heftige Schmerzen auslöst. Die Intensität der Schmerzen wird sowohl von der Austrittsstelle des Vorfalls als auch von dem Volumen des ausgetretenen Bandscheibengewebes, das unterschiedlich stark auf die Nervenwurzeln drücken kann, bestimmt. Die Austrittsstellen liegen in der Mitte nach hinten und seitlich der Bandscheibe. Am häufigsten treten die seitlichen Vorfälle auf, die fast immer in Richtung des Zwischenwirbellochs verlaufen. Nur sehr selten kommt es zum Bruch in der Bandscheibenmitte, denn das hintere Längsband unterstützt die Bandscheibe in der Mitte des Faserrings und verhindert damit den Vorfall.

Im Bereich der Lendenwirbelsäule kollidiert nicht selten der ausgetretene Teil des Bandscheibengewebes mit den zum Ischiasnerv gehörenden Nervenwurzeln. Der dadurch entstehende Ischiasschmerz (Ischialgie) mit Ausstrahlung ins Gesäß, Bein und in den Fuß lässt erst nach oder schwindet gar, wenn das vorgefallene Bandscheibengewebe wieder zurückschlüpft. Selbst wenn dies nicht passiert, kann sich nach einer gewissen Zeit und entsprechender Therapie die Einklemmung wieder lösen, allerdings auch wiederholen (pendelnder Vorfall).
Hat sich der vorgefallene Bandscheibenanteil vom verbliebenen Rest völlig abgetrennt, handelt es sich um einen sequestrierten Bandscheibenvorfall (lat. sequestrare = absondern, trennen). Da sich dieser Bandscheibensequester im Wirbel- bzw. Zwischenwirbelkanal frei bewegt, vermag er unterschiedlichen Druck auf verschiedene Stellen der Nervenwurzeln auszuüben. Diverse Beschwerden und neurologische Ausfälle (Sensibilitätsstörungen, Lähmungserscheinungen, Reflexverlust) können die Folge sein.

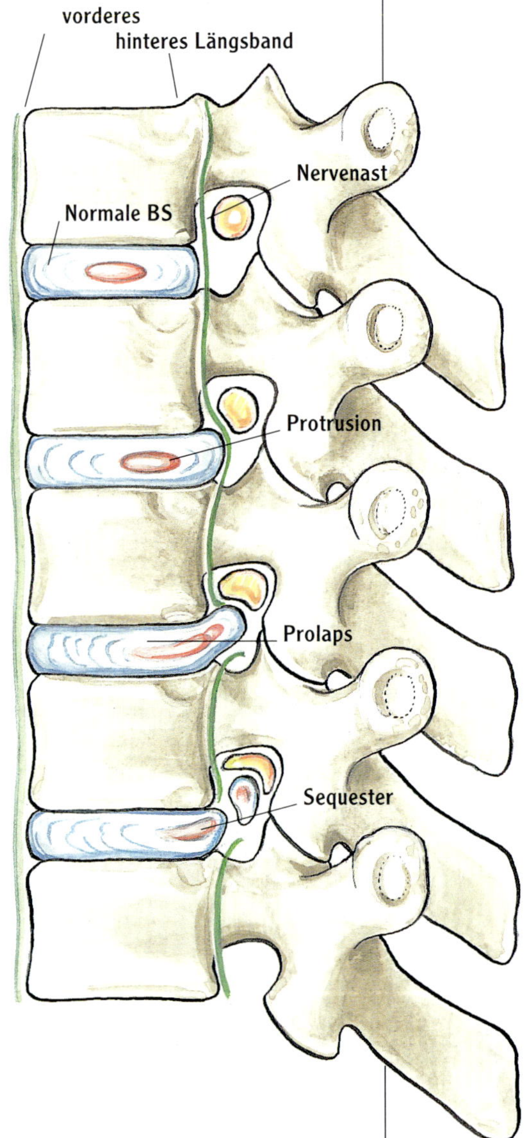

Bandscheibenvorwölbung und Bandscheibenvorfall unterscheiden sich voneinander durch folgende Symptome:

Vorwölbung	Vorfall
allmähliches Auftreten	meistens akuter Beginn
wechselnde Schonhaltung	ständige Schonhaltung
keine neurologischen Ausfallserscheinungen	Bewegungs- und Empfindungsstörungen sowie Ausfall von Reflexen

Auch bei der Gartenarbeit kommt es oft zu Fehlhaltungen

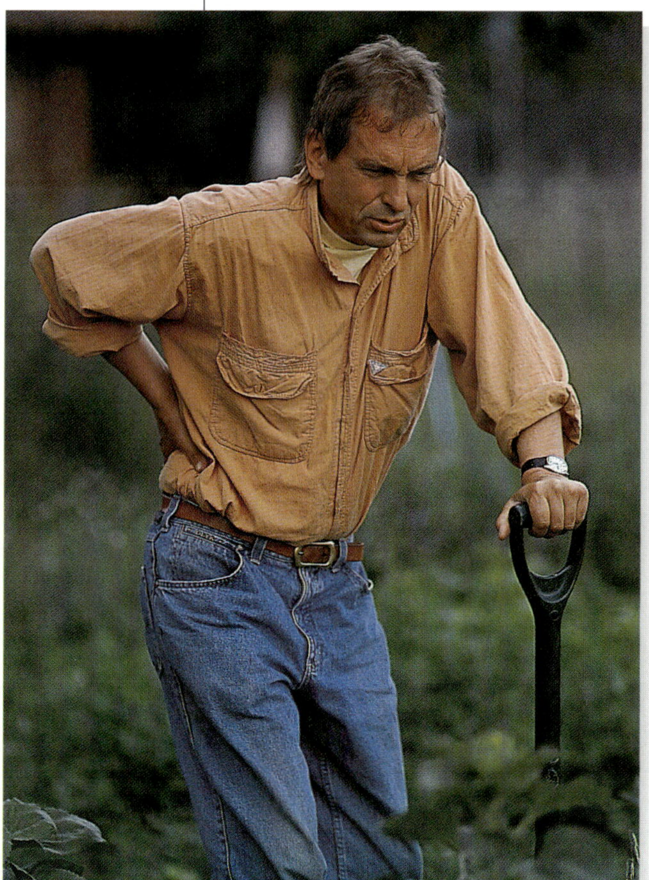

Behandlungsmöglichkeiten – verschiedene Therapien

Einen Bandscheibenvorfall kann man konservativ oder operativ behandeln. Da in vielen Fällen allein mit konservativen Behandlungsmethoden nach einem gewissen Zeitraum eine völlige Beschwerdefreiheit erreicht werden kann, wird sich der Arzt in der Regel für diese Therapieform entscheiden. Erst ein ausbleibender Behandlungserfolg wird eine Operation erforderlich machen.

Konservative Therapien

Das Spektrum der konservativen Therapie hält eine Vielfalt von Behandlungsmöglichkeiten bereit, die sowohl einzeln als auch in kombinierter Anwendung herausgequollenes Bandscheibengewebe wieder an seine ursprüngliche Position zurückschlüpfen lassen. Dabei hängt der Behandlungserfolg aber auch von der aktiven Mitarbeit des Patienten ab; nimmt der sie auf die leichte Schulter, wird es schnell problematisch.

Stufenlagerung, Lendenrolle, Lendenkissen

Im Vordergrund steht zunächst einmal die Entlastung der gereizten Nervenwurzeln, die durch eine entsprechende Lagerung und Haltung des Körpers erreicht wird. Wichtig dabei ist, dass sie schmerzlindernd wirkt und somit als angenehm empfunden wird.
Bei der **Stufenlagerung** liegen die Unterschenkel auf einer hohen, festen Unterlage (Sitzkissen, Klotz, Hocker o. Ä.) so auf, dass eine Knie- und Hüftbeugung von 90° erfolgt. Zusätzlich kann beim Liegen und Sitzen eine **Lendenrolle** oder ein **Lendenkissen** das Kreuz unterstützen und entlasten. Da die Lendenrolle einen größeren Durchmesser als das Lendenkissen hat, wird bei ihrer vielleicht nicht so angenehm empfundenen Verwendung eine stärkere Hohlkreuzstellung erreicht.
Diese Entlastungshaltung bewirkt mitunter schon eine Rückbildung des vorgefallenen Bandscheibengewebes.

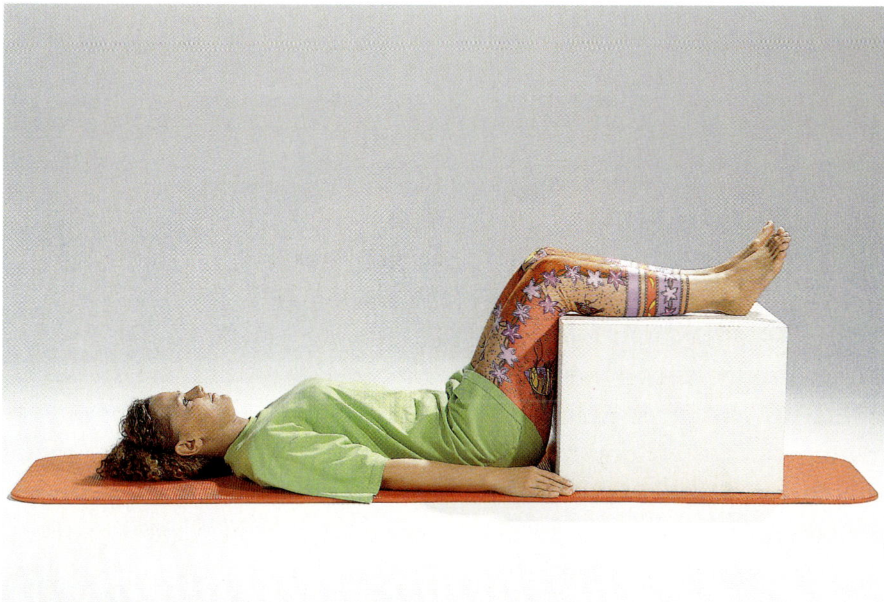

Stufenlagerung

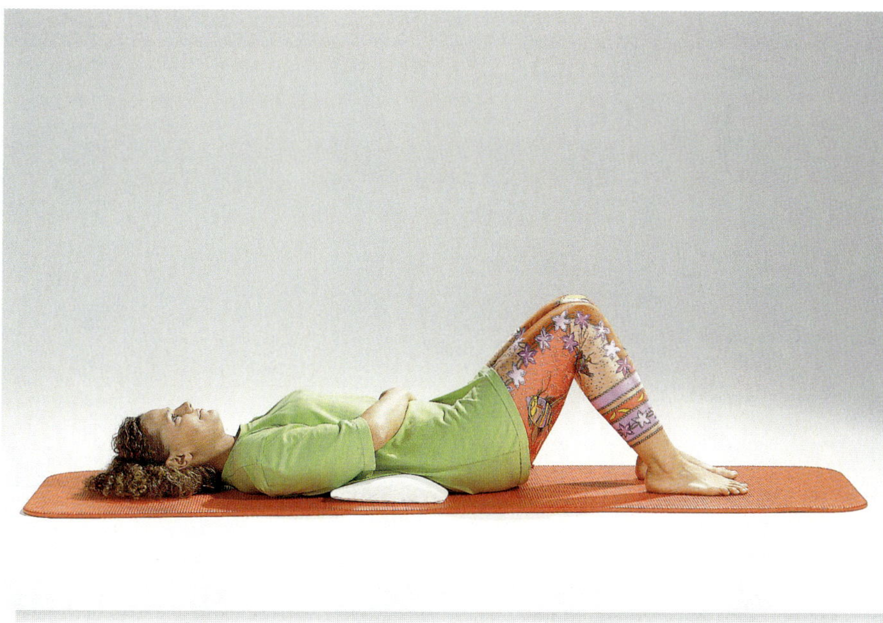

Lendenkissen

Halsmanschette, Nackenrolle, Nackenkissen

Bei Bandscheibenvorfällen im Bereich der Halswirbelsäule wird der Arzt zur Stabilisierung das Tragen einer **Halsmanschette** verordnen. Dies dient gleichzeitig der Korrektur einer eingenommenen Fehlhaltung. Darüber hinaus sollte im Liegen auf ebener Unterlage die Halswirbelsäule mit einer **Nackenrolle** oder einem **Nackenkissen** entlastet und unterstützt werden. Als Nackenrolle kann ein zusammengerolltes Handtuch mit einem Durchmesser von etwa 6 cm verwendet werden. Nackenkissen sind in Sanitätshäusern und im Fachhandel erhältlich.

Korsett

Es gibt Krankheitsbilder von Bandscheibenvorfällen, bei denen die Lendenwirbelsäule in besonderer Weise gestützt werden sollte. Der Arzt wird hier sowohl als vorbeugende wie auch als wiederherstellende Maßnahme neben einer individuellen physiotherapeutischen Behandlung das Tragen einer orthopädisch ange-

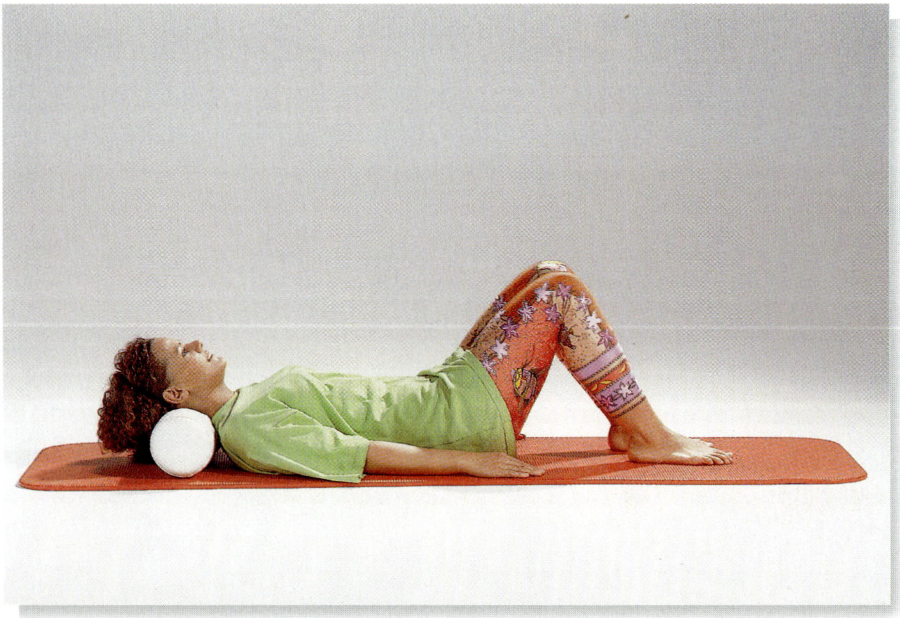

Nackenrolle

Durch Korsetts und Mieder kann eine deutliche Schmerzlinderung erreicht werden

passten Rumpfstütze (Orthese) verordnen. Hier gibt es zwei Möglichkeiten: das **Korsett** mit seiner festen Struktur und das elastische **Mieder**. Beide Hilfsmittel stabilisieren die Lendenwirbelsäule und vermindern den Druck auf die Nervenwurzeln, wodurch eine Schmerzlinderung erreicht wird; außerdem bewirken sie eine Korrektur der Körperhaltung.

Kälte- bzw. Wärmebehandlung

Der Erfolg einer Kälte- bzw. Wärmeanwendung ist abhängig vom persönlichen Empfindungsvermögen, das von Mensch zu Mensch verschieden ausgeprägt ist. Was der eine als heiß empfindet, wird der andere vielleicht als warm bezeichnen; umgekehrt kann kalt auch als lau wahrgenommen werden. Insofern kommt es bei diesen Anwendungsmethoden in erster Linie darauf an, ob Wärme oder Kälte als wohltuend oder eher als unangenehm empfunden wird. Sowohl Kälte- als auch die Wärmetherapie haben die Entspannung der Muskulatur zum Ziel, um damit eine Schmerzlinderung zu erreichen.

Kältebehandlung

Eine **Eisbehandlung** hat sich oft als äußerst wirkungsvoll erwiesen, denn Kälte lindert den akuten Schmerz und fördert gleichzeitig die Durchblutung. Die häufigsten Methoden hier sind die **trockene Kälteanwendung** und die **feuchte Kältebehandlung**.

Bei der trockenen Anwendung wird ein Cool-Pack, erhältlich im Fachhandel, auf die betroffene Stelle der Hals- bzw. Lendenwirbelsäule, die mit einem Handtuch abgedeckt sein soll, aufgelegt. Die Anwendung kann mehrmals täglich bis zu je 15 Minuten erfolgen.

Manche Menschen empfinden eine feuchte Kältebehandlung jedoch als angenehmer. Hierbei werden Eiswürfel oder Eis-Lollis mit kreisenden Bewegungen im Schmerzbereich der Hals- oder Lendenwirbelsäule aufgetragen. Die Anwendung kann ebenfalls mehrmals täglich, aber aufgrund des direkten Hautkontaktes mit dem Eis nur 1 bis 2 Minuten lang erfolgen.

Wärmebehandlung

Zu den häufigsten **Wärmebehandlungen** zählen die **heiße Rolle** und **Wärmepackungen.** Eine heiße Rolle wird durch trichterförmiges Zusammenrollen dreier Handtücher hergestellt. In den Trichter gießt man heißes Wasser, bis die äußere Schicht durchtränkt ist. Die heiße Rolle wird auf der Schmerzregion in tupfenden und streichenden Bewegungen entrollt und mit trockenen Tüchern abgedeckt. Die Einwirkung der feuchten Wärme soll etwa 10 Minuten dauern. Eine andere Möglichkeit ist, eine mit heißem Wasser gefüllte Wärmflasche mit einem feuchtwarmen Handtuch zu umwickeln und direkt auf die Schmerzstelle aufzulegen. (Einwirkungsdauer: 10 Minuten). Die Anwendung kann mehrmals täglich wiederholt werden.

Elektrotherapie

Die Elektrotherapie als unterstützende Maßnahme hat sich immer mehr durchgesetzt, denn die Vorteile sind unübersehbar: So entspannt der Strom durch seine durchblutungsfördernde Wärmeausstrahlung im Körper die Muskulatur, wirkt schmerzlindernd und schafft damit günstige Voraussetzungen für die physiotherapeutische Behandlung. Darüber hinaus wird die Elektrotherapie bei Funktionsausfällen und Lähmungen auch zur Nervenstimulation (Muskelreizung) angewandt. Besonders bewährt haben sich die mobilen TENS-Geräte (**T**ranskutane **e**lektrische **N**ervenstimulation), mit denen sich der Patient nach Einweisung durch den Therapeuten selbst behandeln kann. Hierbei handelt es sich um batteriebetriebene Mikrostimulationsgeräte mit zwei austauschbaren und selbstklebenden Elektroden, die auf den Schmerzpunkten bzw. der zu stimulierenden Muskulatur fixiert werden. Die Geräte sind mit verschiedenen Behandlungsprogrammen ausgestattet, können aber auch durch manuelle Veränderung der Parameterwerte individuell verändert werden.

TENS stimuliert die zu behandelnde Muskulatur

Physiotherapie (Krankengymnastik)

Je nach Art und Schwere des Bandscheibenvorfalls wird ein individuelles Therapiekonzept erstellt, das verschiedene auf den Patienten zugeschnittene krankengymnastische Übungsbe-

Das tägliche Gymnastikprogramm zu Hause ist außerordentlich wichtig

handlungen kombiniert. Zielsetzung dabei ist, Verspannungen zu lösen, die Muskulatur in einem Aufbautraining zu kräftigen und die Schmerzen zu lindern bzw. völlige Schmerzfreiheit zu erreichen. Ein Behandlungserfolg ist allerdings nur dann möglich, wenn die Therapiemaßnahmen regelmäßig und in kurzen Zeitabständen erfolgen. Dazu gehört auch, dass der Patient das mit ihm durchgesprochene Gymnastikprogramm täglich zu Hause selbständig durchführt. Darüber hinaus wird die Physiotherapeutin ihn auf Haltungsschwächen und Bewegungsfehlverhalten aufmerksam machen und rückenschonende Verhaltensmuster für den Alltag mit ihm einüben.

Schlingentischbehandlungen

Die Schlingentischtherapie ist eine „erleichterte" Form der Übungsbehandlung durch schwerelose Teil- oder Ganzkörperaufhängung. Diese Therapieform wird von den Patienten, insbesondere Patienten mit Bandscheibenvorfall, als äußerst angenehm empfunden, weil durch die Abnahme der Eigenschwere im allgemeinen eine Schmerzlinderung bzw. Schmerzfreiheit eintritt und die aktiven Bewegungsübungen erleichtert oder überhaupt erst ermöglicht werden. Ein weiterer Vorteil ist, dass das Verschieben aus dem Lot (von der Mitte zu den Seiten hin) und die Widerstandsgebung von der Peripherie her (von den Seiten zur Mitte hin) geschwächte Muskelgruppen stimulieren und damit kräftigen. Auch können im Rahmen eines muskulären Aufbautrainings Bewegungen mittels Gewichten und Expanderzügen erschwert bzw. erleichtert werden. Schließlich eignet sich der Schlingentisch auch zur Korrektur von Haltungsschwächen und Bewegungsfehlverhalten, indem durch entsprechende Einstellung der Seilzüge dem Patienten ein rückengerechtes Verhaltensmuster vermittelt wird. Es empfiehlt sich, die Schlingentischtherapie besonders beim Bandscheibenvorfall mit weiteren Behandlungsmöglichkeiten (Elektrotherapie, Eis- und Wärmeanwendungen) zu kombinieren.

Wassergymnastik und Schwimmen

Auch die Wassergymnastik eignet sich ganz besonders zur physiotherapeutischen Behandlung von Bandscheibenvorfällen, denn

auch sie verschafft durch die Abnahme der Eigenschwere dem Patienten Bewegungserleichterung (die Auftriebskraft des Wassers reduziert die Körperschwere auf etwa 10 % des Gewichts). Zudem bewirkt die Wassergymnastik ein effektives Muskeltraining, da bei den Bewegungsübungen die Widerstandskräfte des Wassers zu überwinden sind. Gleichzeitig wird die infolge der Körperverspannung beeinträchtigte Fähigkeit, Bewegungsabläufe zu koordinieren, wieder ausgebildet. Diese Koordinationsübungen lassen sich noch intensivieren durch Verwendung von Auftriebskörpern (Hals-, Arm- und Beinmanschetten, Schwimmringe, Korkgürtel, Styroporplatten etc.).

Zur Steigerung der Kondition empfiehlt sich ein therapeutisches Schwimmen, d. h. ein dem Heilungsprozess angepasstes Schwimmtraining in Rückenlage oder im Kraulstil. Brustschwimmen sollte auf jeden Fall wegen der Gefahr einer Überlordosierung (Überbiegung) der Hals- und Lendenwirbelsäule vermieden werden.

Ergometertraining

Die Erkenntnis, den Heilungsprozess mit dynamischen Belastungsübungen zu forcieren, findet in der ganzheitlichen Physiotherapie immer mehr Beachtung. So unterstützt schon in der frühen Behandlungsphase ein regelmäßiges Ergometertraining die physiotherapeutische Behandlung ganz entscheidend. Denn es konditioniert den Stütz- und Bewegungsapparat rückenschonend auf die Alltagsanforderungen hin und trainiert gleichzeitig sowohl die Bein- als auch die Gesäßmuskulatur. Die anfängliche minimale Leistungsanforderung (niedrige Belastung bei kurzer Zeitdauer) wird parallel zum fortschreitenden Heilungsprozess unter Berücksichtigung der Kondition und Konstitution des Patienten allmählich gesteigert (höhere Belastung bei längerer Zeitdauer).

Auf jeden Fall muss das Ergometer auf die Körpermaße des Patienten eingestellt werden, so dass ein Training bei gerader Rückenhaltung erfolgen kann, wobei die Knie beim Treten durchgedrückt werden müssen.

Entspannungstechniken helfen künftigen Stresssituationen vorzubeugen

Entspannungsübungen

Es ist bekannt, dass Bandscheibenvorfälle sehr oft in Stresssituationen geschehen, denn das auf eine gesunde Körperhaltung gerichtete Augenmerk wird hier schnell abgelenkt. Die physiotherapeutische Behandlung nach einem Bandscheibenvorfall sollte daher zum Ziel haben, dem Patienten durch geeignete Übungen eine körperliche und mentale Entspannung zu verschaffen, die ihm nicht nur in der momentanen Rehabilitationsphase weiterhilft, sondern ihm auch damit eine Erfahrung vermittelt, wie er künftigen Stresssituationen vorbeugen kann. Wem hierbei bewusst wird, dass die beste Prophylaxe die regelmäßige Entspannungsübung ist, der hat schon einen großen Schrift in die Richtung der eigenen Gesundheitsvorsorge getan.

Die Entspannungstherapie verfolgt im Wesentlichen drei Ziele:

- Stressabbau und Stressbewältigung
- Lösen von Muskelverspannungen
- Wahrnehmung der Atmung

Hierfür bieten sich verschiedene Methoden an:

- Die **Feldenkrais-Methode** ist ein Verfahren, das uns in spielerischer Art Körperbewegung bewusst macht und dazu beiträgt, eigene Fähigkeiten zu erkennen, auszubilden und/oder gezielt zu gebrauchen (Bewusstheit durch Bewegung).
- Mit der **Jacobson-Methode** soll die Fähigkeit vermittelt werden, muskuläre Verspannungen durch vorheriges Anspannen zu lösen. Die Übungen nach dieser Methode fördern die Durchblutung und kräftigen die Muskulatur. Insgesamt wird eine positive Körperwahrnehmung erreicht.
- Mit den Übungen des **autogenen Trainings**, einer Methode, sich selbst ruhig zu stellen, zu entspannen und zu erholen, soll hier das sonst nicht oder nur schwer beeinflussbare Beherrschen von Körperfunktionen vermittelt werden.

Stabilisationsübungen für die Hals- und Lendenwirbelsäule

Im Laufe des Lebens schleichen sich oft Körperhaltungen ein, die man erst als falsch wahrnimmt, wenn Schmerzen auftreten. Auf die Halswirbelsäule bezogen ist

hier die Kopfvorhaltung zu nennen, bei der vielfach unbewusst der Kopf z. B. beim Lesen, Schreiben, Zähneputzen, Arbeiten am Computer unnatürlich weit nach vorne überbeugt wird – dadurch werden Bänder und Weichteile überdehnt. Die so ermüdete und erschlaffte Muskulatur kann ihre Halte- und Stützfunktion nicht mehr voll ausüben. Folglich unterliegen die Bandscheiben und Wirbelgelenke einer dauerhaften Überbeanspruchung, womit bereits erste Voraussetzungen für einen Bandscheibenvorfall geschaffen sind. Nach einem erlittenen Bandscheibenvorfall in der Halswirbelsäule gilt es daher, zunächst einmal mit Übungen zu beginnen, die eine Korrektur der Kopfhaltung bewirken. Unter Anleitung und Aufsicht des Therapeuten wird der gerade gehaltene Kopf langsam, aber kontinuierlich bis zum Anschlag zurückgezogen. Diese Übung ist dann, um den Stabilisationseffekt optimal zu erreichen, täglich alle zwei Stunden zehnmal auszuführen. Die infolge dauerhafter Fehlhaltung beeinträchtigte Lendenwirbelsäule wird ebenfalls durch Haltungskorrekturen stabilisiert.

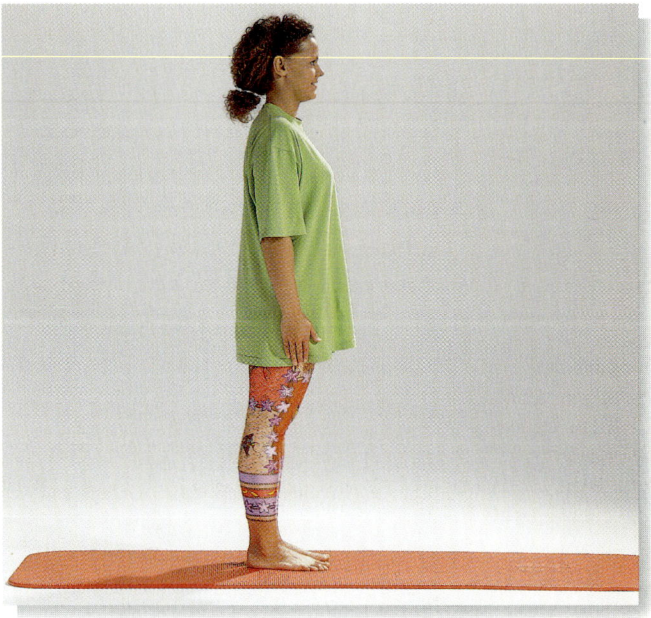

Stabilisationsübung für Hals- und Lendenwirbelsäule

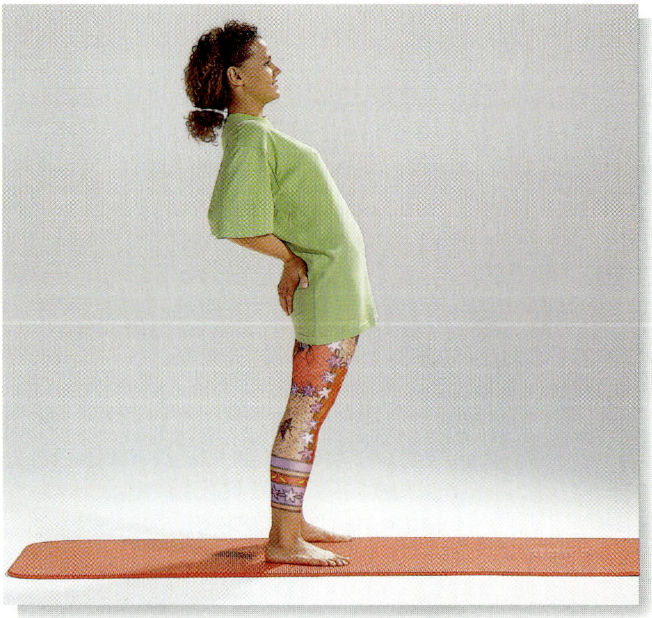

Stabilisationsübung für Hals- und Lendenwirbelsäule

Unter Anleitung und Aufsicht der Krankengymnastin wird zunächst ein therapeutisches Überbiegen der Lendenwirbelsäule eingeübt, bis man dann diese Übung täglich alle zwei Stunden zehnmal selbstständig ausführt.

Kräftigungsübungen für die Hals- und Lendenwirbelsäule

Permanente Haltungsschwächen und Körperfehlhaltungen lassen die vordere Hals- und Bauchmuskulatur erschlaffen. Gleichzeitig verkürzen sich dabei die Muskeln der Brust-, Lenden- und Beckenregion. Mit **isometrischen Spannungsübungen** werden diese Muskelpartien gekräftigt.
Unter isometrischen Spannungsübungen versteht man ein Training, bei dem keine Bewegung erfolgt, sondern nur statische Haltearbeit geleistet wird. Dabei verändert sich die Muskelspannung, während die Muskelfaserlänge gleich bleibt. Eine isometrische Spannungsübung führt man beispielsweise aus, wenn man den Kopf oder die Lendenwirbelsäule an eine Wand presst. Der gegen die Wand gerichtete Druck kann nur durch Erhöhung der Muskelspannung erzielt werden (die Muskelfaserlänge verändert sich jedoch nicht, da die Wand ja nicht nachgibt).

Bauch- und Rückenmuskelübungen

Jeder Bandscheibenvorfall zieht die Halte- und Stützfunktion der Wirbelsäule in Mitleidenschaft. Insofern ist es ein therapeutisches Ziel, durch Bauch- und Rückenmuskelübungen diese Funktionsbeeinträchtigung zu beseitigen und mit einem gut trainierten Muskelkorsett einem eventuellen Rückfall vorzubeugen. Es ist daher empfehlenswert, Bauch- und Rückenmuskelübungen auch nach der Genesung weiter zu betreiben, um dem Verschleißprozess der Bandscheiben entgegenzuwirken.

Dehnungsübungen für verkürzte Muskeln

Dauerhafte Schonhaltungen verkürzen Nacken-, Schulter- und Armmuskeln sowie die Becken- und Beinmuskulatur. Die Folge sind wieder Muskelverspannungen, Bewegungseinschränkungen und die damit verbundenen Schmerzen. Mit zunächst leichten und später intensiveren Dehnungsübungen wird die Physiotherapeutin versuchen, diesen

Teufelskreis zu durchbrechen, um mit einer verbesserten Durchblutung die volle Beweglichkeit wieder zu erreichen. Wichtig dabei ist, dass auch diese Übungen nach vorheriger Absprache zu Hause regelmäßig ausgeführt werden.

Operative Therapie

Haben über einen längeren Zeitraum die vielfältigen Behandlungskonzepte der konservativen Therapie nicht zum Erfolg geführt, wird der Arzt in einem ausgiebigen Therapiegespräch die Möglichkeiten einer Bandscheibenoperation (Diskotomie oder Nukleotomie) erörtern. Eine chirurgische Maßnahme ist aber auf jeden Fall angezeigt, wenn durch den Bandscheibenvorfall bereits Lähmungen aufgetreten sind oder die Gefahr von querschnittsähnlichen Lähmungen droht (siehe Seite 23).

„Normale" Operation

Eine erforderlich werdende Bandscheibenoperation ist kein Grund zur Besorgnis, denn sie gehört heute zu den routinemäßigen Eingriffen der neurochirurgischen oder orthopädischen Kliniken.
Die Bandscheibenoperation wird unter Vollnarkose durchgeführt. Da die Techniken im Laufe der Zeit erheblich verbessert und verfeinert wurden (Mikrochirurgie), ist in der Regel nur noch ein kleiner Schnitt erforderlich, durch den der Zugang zum Wirbelkanal eröffnet wird, um durch die operative Entfernung des vorgefallenen Bandscheibengewebes (Sequester) die komprimierte Nervenwurzel zu entlasten.

Absaugmethode

In bestimmten Fällen wird der Arzt anstelle der herkömmlichen Operation die „Absaugmethode" (Perkutane lumbale Nukleotomie) vorschlagen. Hierbei handelt es sich um ein Verfahren, bei dem unter örtlicher Betäubung mit einer Punktionskanüle der weiche Bandscheibenkern abgesaugt wird. Aufgrund des nunmehr verringerten Rauminhalts der Bandscheibe reduziert sich auch ihr Innendruck, was eine Entlastung der Nervenwurzel bewirkt.

Manchmal können Teile des Bandscheibenkerns abgesaugt werden

Chemonukleolyse

Eine weitere Variante der Behandlung durch den Arzt ist die „Chemonukleolyse", eine Methode, bei der meist in Vollnarkose durch Einspritzung eines aus der Papayafrucht gewonnenen Enzyms in die Bandscheibe der erkrankte Gallertkern verflüssigt und teilweise aufgelöst wird. Wenngleich dieses Therapieverfahren zu einer relativ schnellen Schmerzbeseitigung führt, kann es aber nur in ganz besonderen Fällen und unter bestimmten Voraussetzungen angewandt werden. (Die Behandlung darf nur einmal und bei einer Überempfindlichkeit gegen die Papayafrucht überhaupt nicht durchgeführt werden – sie wird nur sehr selten angewendet.)

Verhalten nach der Operation bis zur Klinikentlassung

Sofort nach der Operation muss der Patient sein bisheriges Bewegungsmuster umstellen

Die physiotherapeutische (krankengymnastische) Betreuung beginnt schon am Tage nach der Operation, denn der operierte Bandscheibenpatient muss von nun an sein Leben auf rückenschonende Bewegungs- und Verhaltensmuster umstellen. So wird ihn die Physiotherapeutin zunächst einmal anleiten, wie er sich seiner derzeitigen Situation gemäß verhalten und bewegen soll. Der Patient wird also lernen, sich „en bloc" vom Rücken auf die Seite zu legen, ohne dabei die Wirbelsäule zu verdrehen, sich aus der Seitlage aufzurichten und von der Bettkante aus aufzustehen. Ebenso wird er in umgekehrter Reihenfolge das Hinlegen einüben. Wenn wir normalerweise solche Bewegungsabläufe aufgrund ihrer Einfachheit nicht wahrnehmen, so sind sie aber gerade jetzt für den Patienten von großer Bedeutung, um den Heilungserfolg nicht zu gefährden. Begleitend hierzu sind vorgesehen:

- Atemübungen als Kreislauftraining und zur Pneumonieprophylaxe (Verbesserung der Lungenfunktion zur Vermeidung einer Lungenentzündung)
- Fuß- und Beinübungen zur Thromboseprophylaxe (Vermeidung von Blutgerinnsel)
- Isometrische Übungen zur Durchblutungsförderung und Kräftigung der geschwächten Muskulatur
- Stufenlagerung zur Schmerzlinderung
- Gangschule einschließlich Treppensteigen

Der Physiotherapeut bzw. die Physiotherapeutin wird in Zusammenarbeit mit dem Operateur ein individuelles Behandlungskonzept erstellen, das eine angepasste Belastungssteigerung vorsieht. Darin sind auch integriert die Aktivitäten des täglichen Lebens von der Körperpflege bis zum An- und Auskleiden, wobei der Kernpunkt immer die gerade gehaltene Wirbelsäule ist. Stehen und Sitzen sollte in den ersten zwei Wochen nach der Operation weitestgehend vermieden werden, um die Wirbelsäule keinem unnötigen Belastungsdruck auszusetzen. Auf keinen Fall darf der Patient „falschen" Ehrgeiz entwickeln, indem er Schmerzen, die unter Umständen während einer Übung auftreten, unterdrückt. Solche Übungen müssen sofort abgebrochen werden, und der Arzt ist zu unterrichten.

Erfolgt nach der Krankenhausentlassung keine Anschlussheilbehandlung in einer Rehabilitationsklinik, ist es wichtig, dass die Therapeuten den Patienten auf rückenschonendes Verhalten im häuslichen und beruflichen Bereich (siehe Seite 88–92) hinweisen. Dabei soll ihm bewusst gemacht werden, dass die Operation zwar die Symptome beseitigen konnte, nicht aber die Krankheitsursache, nämlich die Funktionsbeeinträchtigung der Bandscheiben.

Um Rückfälle zu vermeiden und künftig beschwerdefrei zu bleiben, wird für den operierten Bandscheibenpatienten regelmäßige Gymnastik unumgänglich sein.

Bandscheibenvorfall und Sport

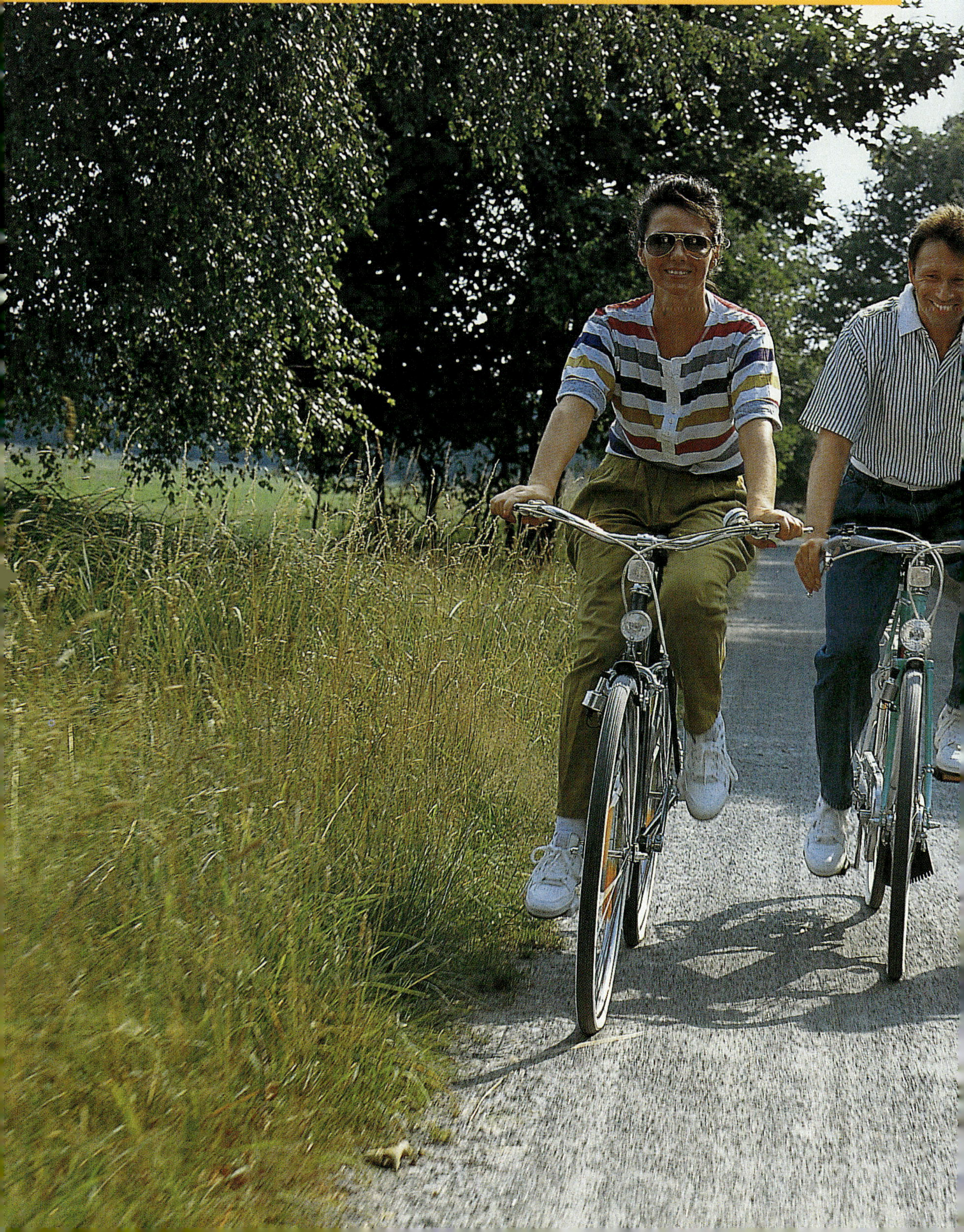

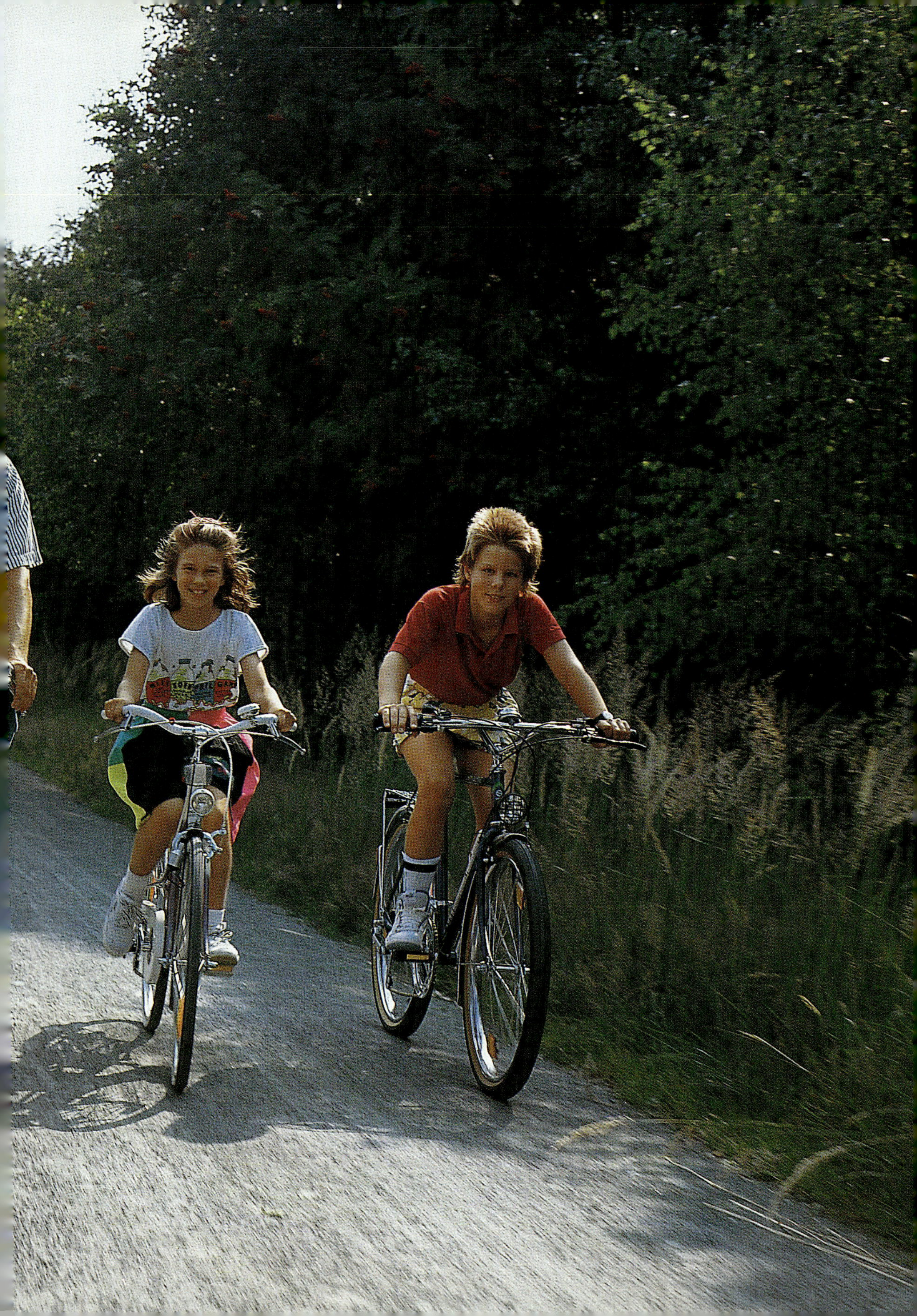

Welche Belastungen sind gut für die Wirbelsäule?

Darf ich nach meinem Bandscheibenvorfall überhaupt noch Sport treiben? Diese oder ähnliche Fragen werden immer wieder gestellt. Sicherlich werden Sie schon ein Gespür für die Antwort haben: Grundsätzlich ja, denn die Bandscheiben leben schließlich von der Bewegung! Wählen Sie aber keine Sportarten, die ein wirbelsäulenfeindliches Bewegungsverhalten erfordern wie beispielsweise Rudern oder Golf. Denn eines sollten Sie bei allen sportlichen Aktivitäten auf jeden Fall vermeiden: Bewegungsabläufe, bei denen die Wirbelsäule gestaucht, stark verbogen oder verdreht wird. Allerdings sollten Sie den Rat Ihres Arztes einholen bei der Frage, ob Sie Ihre bisherige Sportart weiter betreiben dürfen oder welche sportliche Aktivitäten nun für Sie geeignet sind.

Es gibt nämlich eine Vielzahl von Sportarten, die zwar aufgrund ihrer häufigen Präsenz in den Medien eine überaus hohe Attraktivität genießen, jedoch ausgesprochen bandscheibenschädlich sind. Denn sie setzen in der Regel die Wirbelsäule übermäßigen Rotationsbewegungen und sehr starken Stoß- und Druckbelastungen aus. Solche Sportarten sind beispielsweise Tennis, Segeln, Surfen, alpiner Skilauf, Squash, Badminton, Hockey und selbstverständlich alle Kraftsportarten wie Ringen, Boxen, Gewichtheben etc. Selbst Kegeln ist als Freizeitbeschäftigung nicht geeignet, weil auch hier die Bandscheiben extrem belastet werden. Als bedingt empfehlenswert gelten die Ballsportarten wie Fußball, Faustball, Volleyball, Handball, Basketball etc. Bei ihrer Ausübung wird zwar das bandscheibenfreundliche Kriterium des intensiven Bewegens unter häufigem Wechsel von Be- in Entlastungshaltungen erfüllt, doch muss aber auch die Gefahr des Kampfgeistes im Spielteam gesehen werden: Da ist einfach keine Zeit vorhanden, um das Augenmerk auf die korrekte Bewegungsabfolge zu richten.

Bandscheibenfreundliche Sportarten

Bandscheibenfreundliche Sportarten wie Joggen, Schwimmen, Skilanglauf, Tanzen, Tischtennis, Radfahren, Wandern und sogar Reiten können als eine Art Therapiemaßnahme genutzt werden, wenngleich der Sport selbst keine eigenständige Therapie sein kann. Doch wird durch die sportliche Betätigung die Bauch- und Rückenmuskulatur gekräftigt und somit ein körpereigenes „Muskelkorsett" angelegt, das die Wirbelsäule stabilisiert. Eine nur hin und wieder betriebene Sportart kann diesen Effekt jedoch nicht erbringen! Erst die Regelmäßigkeit sichert den Erfolg. Umgekehrt kann aber eine übertrieben ausgeübte Sportart die Wirbelsäule und damit die Bandscheiben stark belasten. So sollte bei der Auswahl der Sportart darauf geachtet werden, dass die Wirbelsäule nicht zu einseitig beansprucht wird: Die Sportart ist umso bandscheibenfreundlicher, desto häufiger sie einen Haltungswechsel erfordert.
Ebenso wichtig ist auch die korrekte Ausführung der jeweiligen Technik. Wer sich also erstmalig einer sportlichen Disziplin zuwendet, sollte unbedingt Trainerstunden nehmen oder sich einem Verein anschließen, um sich in seine neue Freizeitaktivität fachlich kompetent unterweisen zu lassen, denn ein durch Unkenntnis fehlerhaft ausgeführter Bewegungskomplex bedarf der sofortigen Korrektur, um ungünstige Belastungssituationen oder gar Haltungsfehler zu vermeiden. Andernfalls besteht die Gefahr, die Wirbelsäule eher zu schädigen als sie zu stabilisieren und Bandscheibenerkrankungen mehr zu provozieren als ihnen vorzubeugen.

Joggen

Joggen ist ein sehr empfehlenswerter Ausdauersport, bei dem der gesamte Organismus reichlich mit Sauerstoff versorgt wird. Diese Sportart wirkt sich äußerst günstig auf die Muskulatur des Stütz- und Bewegungsapparates aus und stabilisiert somit die Wirbelsäule. Jedoch sind auch hier einige Grundregeln zu beachten, um die Wirbelsäule beim Laufen zu entlasten:

- Weicher Untergrund (kein Asphalt, am besten Waldboden)
- Weiches, elastisches, aber stabiles Schuhwerk
- Gute Lauftechnik: lockere, gelöste und aufrechte Körperhaltung bei mäßigem Lauftempo

Schwimmen

Schwimmen ist besonders empfehlenswert, da die Auftriebskraft des Wassers die Wirbelsäule ganz erheblich entlastet. Durch die Verminderung des Belastungsdrucks auf die Bandscheiben tritt häufig Schmerzfreiheit ein.

Aber nicht jede Schwimmart ist bedenkenlos zu empfehlen. Beim Brustschwimmen z. B. wird der Kopf meist über dem Wasserspiegel gehalten; hierdurch kommt es zu einer Überbiegung (Überlordosierung) der Hals- und Lendenwirbelsäule, was häufig zu erheblichen Muskelverspannungen und Beschwerden in den Wirbelgelenken führt. Brustschwimmen ist daher, sofern es nicht in gestreckter Körperhaltung unter Wasser erfolgt, als wirbelsäulenschädlich zu bezeichnen.

Sehr empfehlenswert hingegen ist das Rückenschwimmen, denn der Körper liegt in entlasteter Haltung im Wasser, sodass die Wirbelsäule ihre physiologische Position einnimmt. Ebenso empfehlenswert ist das Kraulen.

Skilanglauf

Der Skilanglauf ist aufgrund seiner leichten Erlernbarkeit auch für diejenigen gut geeignet, die sonst wenig aktiven Sport treiben. Er wirkt sich in zweierlei Hinsicht äußerst positiv auf unsere Gesundheit aus: Einerseits wird durch die außerordentlich gute Sauerstoffversorgung das Kreislaufsystem trainiert, andererseits bewirken die leichte Vorneigung des Rumpfes sowie der ständige Wechsel von Belastungshaltungen in Entlastungshaltungen eine Stabilisation der Wirbelsäule. Das bekommt den Bandscheiben gut und kräftigt das stützende „Muskelkorsett“. Auch die Arm-, Hals- und Schultermuskulatur wird trainiert.

Tanzen

Tanzen (Gesellschaftstanz) gilt allgemein, sofern nicht als Turniersport betrieben, als die ideale Form der Körperbewegung. Schon das Einnehmen der Grundstellungen erfordert die physiologisch korrekte Körperhaltung. Die fließend ineinander übergehenden Tanzschritte bewirken ein harmonisch aufeinander abgestimmtes Wechselspiel zwischen Beckenkippung und Beckenaufrichtung, wobei die natürliche Federwirkung der Wirbelsäule optimal genutzt wird. Tanzen lehrt auch die richtige Ausführung von Drehbewegungen, wie z. B. Achsendrehungen, Dreh- und Schwingbewegungen aus den Hüften.

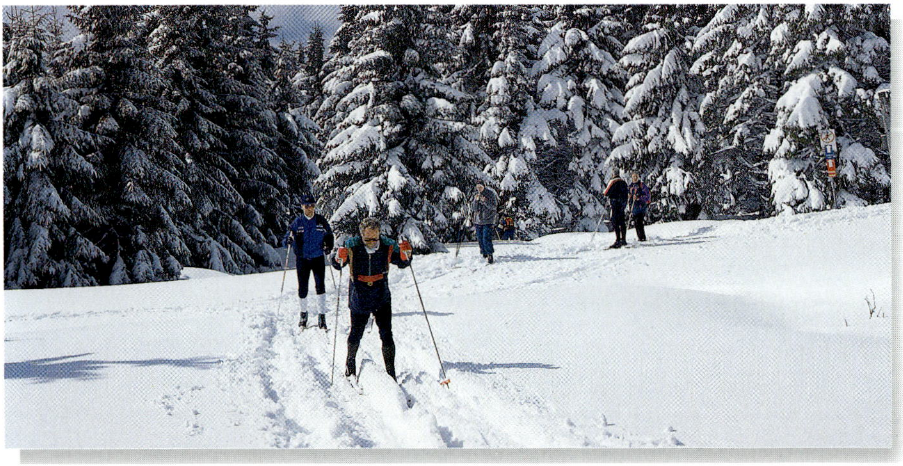

Skilanglauf trainiert das Herz-Kreislauf-System und stabilisiert die Wirbelsäule

Tischtennis

Tischtennis ist ein Freizeitsport, der vor allem ein schnelles Reaktionsvermögen und Bewegungsverhalten erfordert. Sofern die allgemein gültige Grundregel „gerade Rückenhaltung und keine Hohlkreuzstellung" beachtet wird, ist diese Sportart völlig unbedenklich. Hinsichtlich des häufigen Ballaufhebens bietet diese Freizeitaktivität eine gute Gelegenheit, das korrekte Bücken einzuüben.

Radfahren

Radfahren zählt ebenfalls zu den rückenfreundlichen Freizeitaktivitäten, die erfreulicherweise in jüngster Zeit einen erheblichen Zuspruch gefunden haben. Jedoch sind Lenkstangen- und Sattelhöhe unbedingt so einzustellen, dass der Rücken gerade gehalten wird und die Knie beim Treten durchgedrückt werden müssen. Hierbei wird die Wirbelsäule in hohem Maße entlastet. Zu warnen ist allerdings vor dem unüberlegten Benutzen von Rennrädern und Mountainbikes. Bei beiden ist die Sitzposition geradezu wirbelsäulenschädlich, weil bei dieser Körperhaltung der Rücken stark gekrümmt und die Halswirbelsäule durch den nach oben gehaltenen Kopf überstreckt wird.

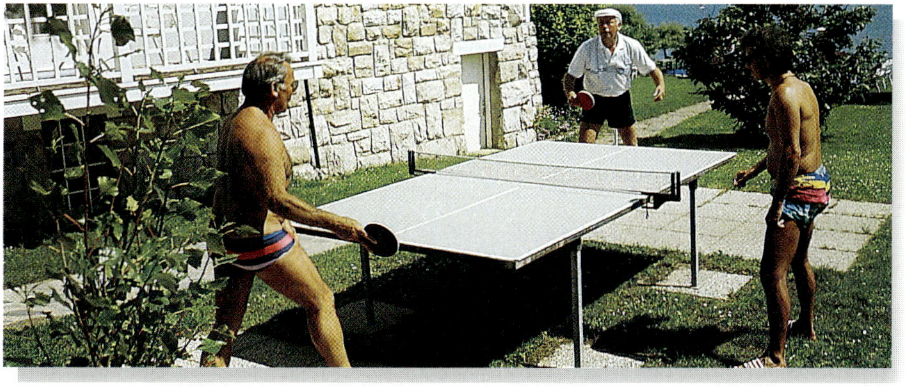

Bei Beachtung gewisser Regeln (gerader Rücken) ist auch Tischtennis eine geeignete Sportart

Wandern

Wandern ist vor allem für ältere oder weniger belastungsfähige Menschen eine geeignete Bewegungsform. Der Vorteil dieser Aktivität liegt darin, dass eine Vielzahl natürlicher Körperhaltungen eingenommen werden muss und somit die Wirbelsäule in ihrer gesamten Stütz- und Haltefunktion beansprucht wird. Bei leicht vorgeneigtem Oberkörper befindet sich die Wirbelsäule in einer Mittelposition, die die Bandscheiben gleichmäßig be- und entlastet. Außerdem wird die Bein- und Gesäßmuskulatur gekräftigt und durch dieses verstärkte Muskelkorsett die Lendenwirbelsäule stabilisiert.

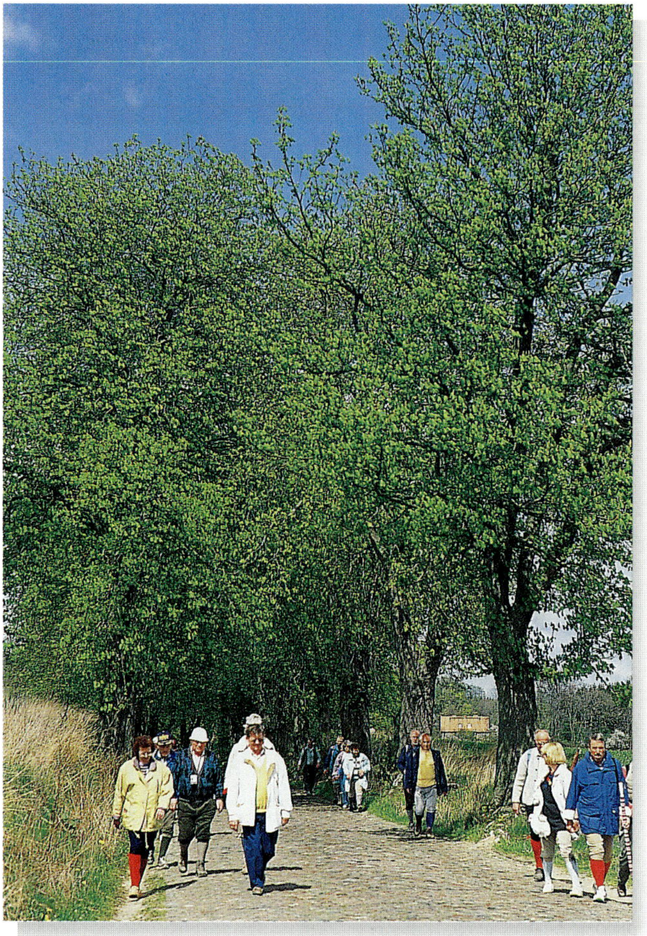

Wandern ist für viele Untrainierte die ideale Bewegungsform

Reiten

Reiten galt lange Zeit als eine rückenfeindliche Freizeitaktivität, weil man glaubte, die Wirbelsäule werde durch die Reithaltung permanent gestaucht. Erst in jüngster Zeit hat man den therapeutischen Wert dieser Sportart erkannt und sich die vielen Vorteile zunutze gemacht. So weiß man mittlerweile, dass die rhythmische Gangart des Pferdes sich geradezu wie ein Bandscheibentraining auswirkt und Muskelverspannungen zu lockern und gar zu lösen vermag. Voraussetzung hierfür ist allerdings auch eine korrekte Sitz- und Reithaltung.

Der vom Reiter ausgeübte Schenkeldruck ist beispielsweise mit einer isometrischen Spannungsübung gleichzusetzen. Auch bewirkt die Bewegungshaltung beim Reiten eine Kräftigung der Gesäß-, Oberschenkel- und Rumpfmuskulatur. Der ständige Wechsel zwischen Beckenkippung und Beckenaufrichtung fördert – ähnlich wie beim Tanzen – die natürliche Federwirkung der Wirbelsäule und schult somit das korrekte Körpergefühl.

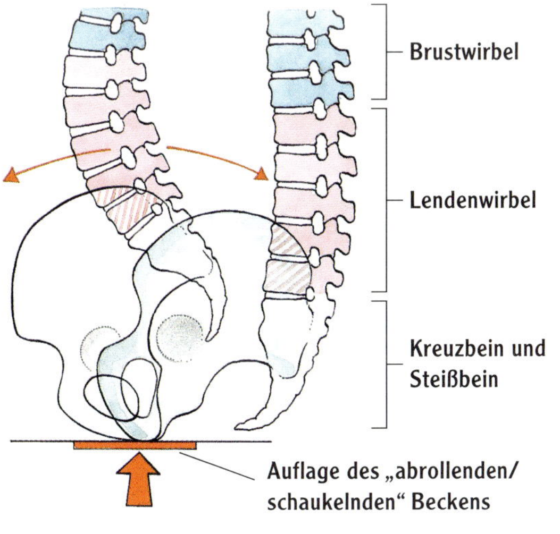

Beckenbalance beim Reiten

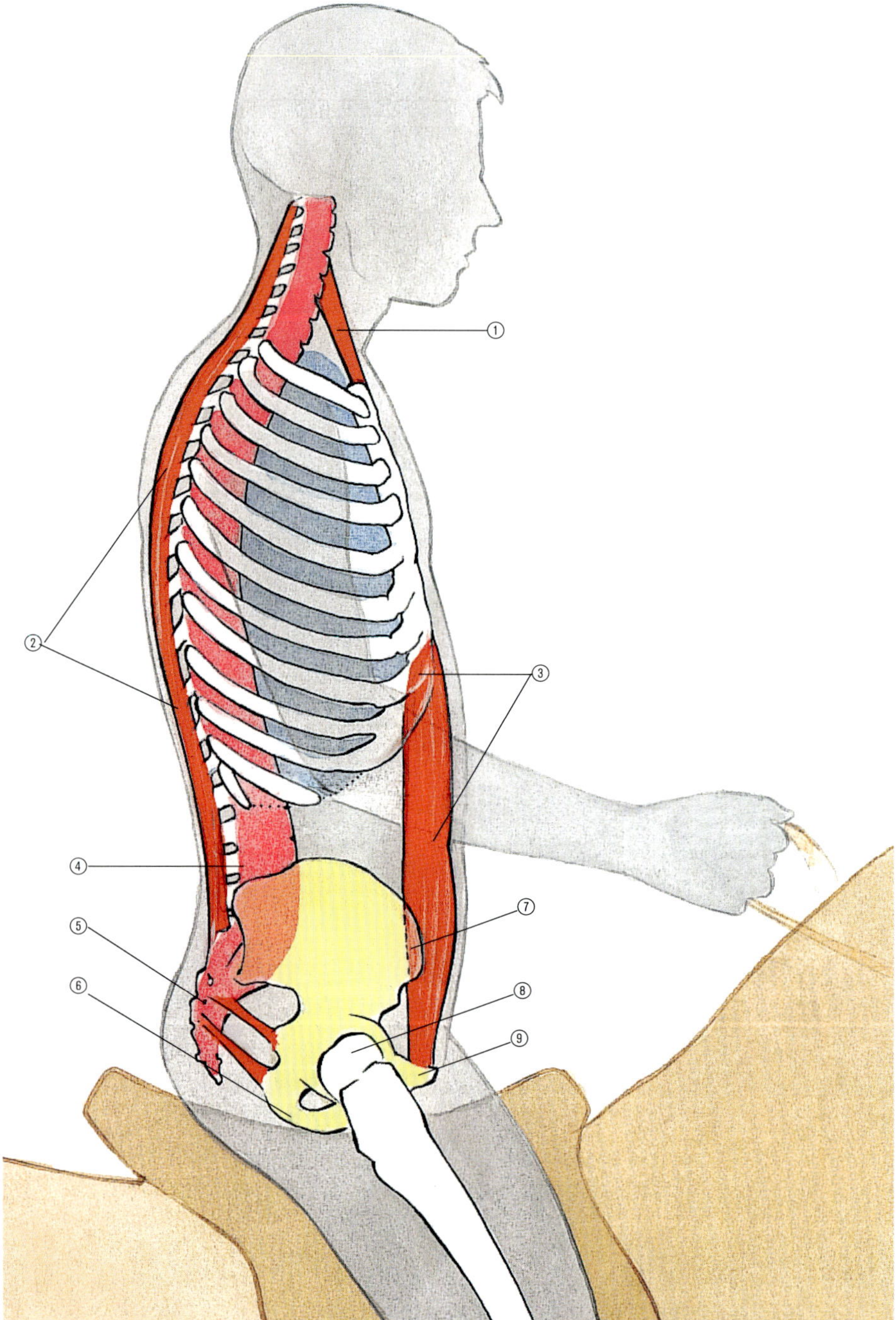

① Halsmuskulatur
② Rückenmuskulatur
③ Bauchmuskulatur
④ Lendenwirbelsäule
⑤ Kreuzbein
⑥ Sitzbein
⑦ Darmbein
⑧ Hüftgelenk
⑨ Schambein

Übungsprogramme

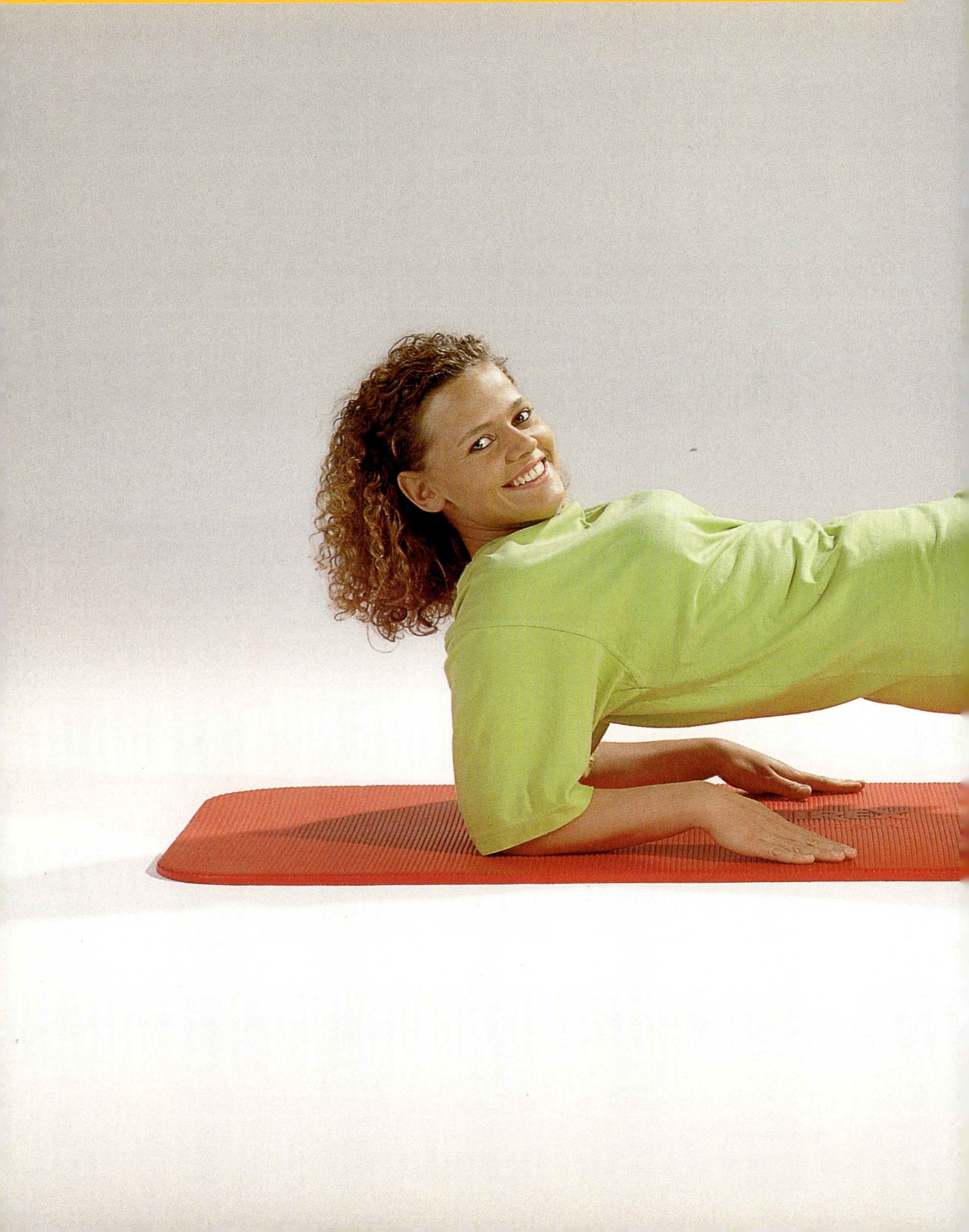

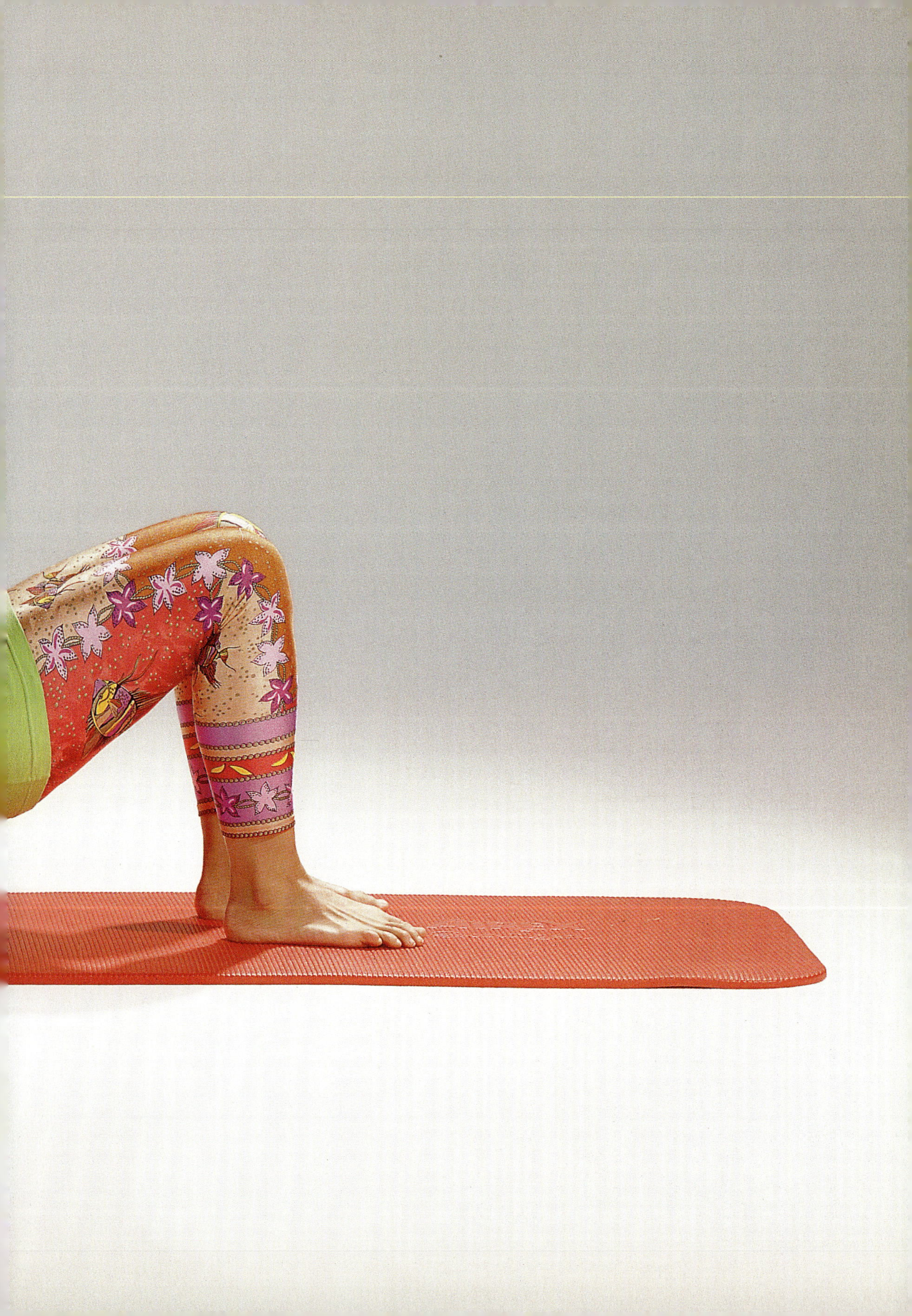

Allgemeine Hinweise

Wie bereits schon erwähnt, hängt der Heilungserfolg bei operierten und nichtoperierten Bandscheibenpatienten gleichermaßen ganz entscheidend von Ihrer aktiven Mitarbeit ab. Die Vermittlung dieser Einsicht sollte daher unbedingt an vorderster Stelle allen therapeutischen Bemühens stehen. Vor allem, wenn die Schmerzen nicht mehr plagen, geraten die Ratschläge der Therapeuten und die eigenen guten Vorsätze nur allzu leicht in Vergessenheit. Doch der Gefahr eines drohenden Rückfalls lässt sich am besten mit einer gekräftigten Bauch- und Rückenmuskulatur sowie einem bandscheibenschonenden Alltagsverhalten begegnen. Aus diesem Grunde sollte eine tägliche Gymnastik und ein bandscheibenschonendes Verhalten – sowie zum Beispiel die Kör-

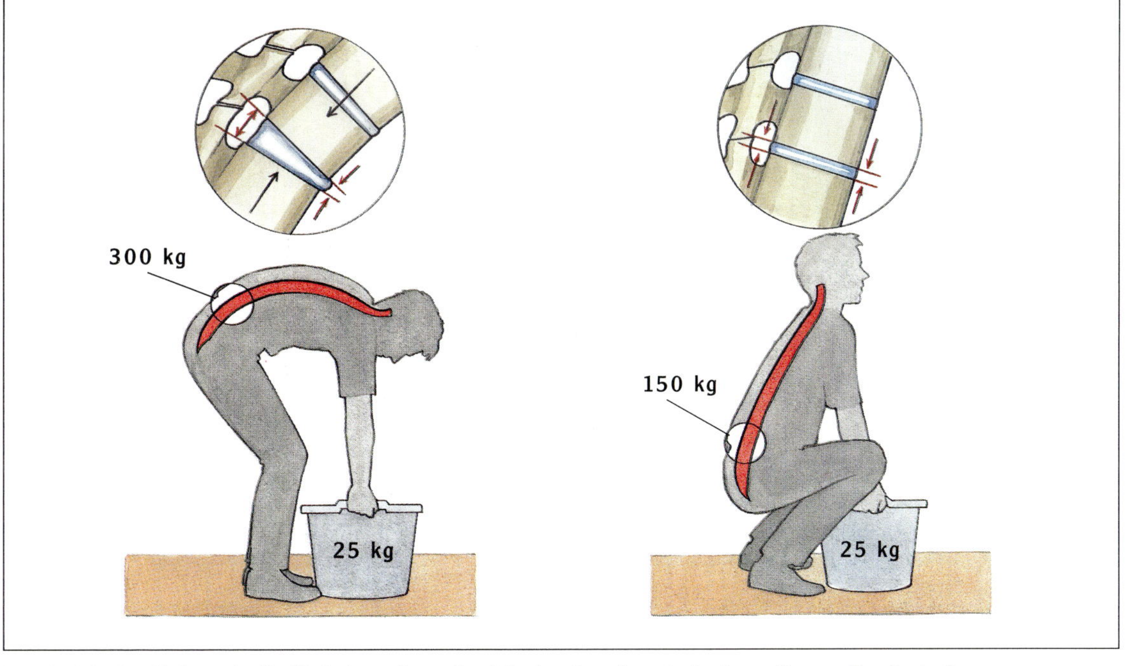

Durch falsche Hebetechnik (links) verdoppelt sich der Druck auf die betroffenen Bandscheiben

perpflege – einen festen Platz im Alltagsleben bekommen.
Mit einer falschen Körperhaltung, die wir schon beim morgendlichen Aufstehen unbewusst einnehmen und dann über den Tag hinweg durch krummes Sitzen, langes Stehen in gebeugter und verdrehter Stellung, fehlerhaftes Bücken, Heben sowie Tragen schwerer Lasten fortsetzen, und im nächtlichen Schlaf mit einer wirbelsäulenschädlichen Liegestellung abrunden, begünstigen wir geradezu eine Bandscheibenvorwölbung bzw. einen Bandscheibenvorfall.

Nicht nur Bandscheibenerkrankte, sondern wir alle müssen daher wieder lernen, was wir als Kleinkind unbewusst richtig gemacht haben: ein rückengerechtes Verhalten, d. h. eine korrekte Körperhaltung und viel Bewegung mit häufigem Wechsel von Belastungs- in Entlastungshaltungen. Hierbei ist es äußerst hilfreich, sich sein gegenwärtiges Körperverhalten vor Augen zu führen, um falsche bzw. bandscheibenschädliche Haltungs- und Bewegungsformen – wie bei einem Blick in den Spiegel – erkennen zu können. Denn durch ein mentales Erfassen von falschen Verhaltensmustern wird eine bewusste Umsetzung in ein bandscheibenschonendes Alltagsverhalten erleichtert. Hierbei hat es sich durchaus als nützlich erwiesen, alle Haltungs- und Bewegungsformen eines gesamten Tagesablaufs einmal zu dokumentieren, um das Belastungsausmaß für die Bandscheiben ermitteln zu können. Ein solcher „Erfassungsbogen“, der keinen Anspruch auf Vollständigkeit erhebt, könnte folgendermaßen aussehen:

Erfassungsbogen für die tägliche Bandscheibenbelastung

1 **Gesamtzeit – liegend:** ___ Std., davon in Bauchlage ___ Std. in Rückenlage ___ Std., in Seitlage ___ Std.
Empfindungen (erholt, erschöpft; Schmerzen im Nacken- und Schulterbereich, im Rücken- und Lendenbereich etc.):

____

____

2 **Gesamtzeit – stehend:** ___ Std., davon ununterbrochen ___ Std. in welcher Situation (z. B. Körperpflege, Haushalt, Beruf, Freizeit):

____

____

Empfindungen (wohltuend, verspannt, schmerzend etc.): ___

____

3 **Gesamtzeit – sitzend:** ___ Std., davon ununterbrochen ___ Std. bei welcher Gelegenheit (zu Hause, im Beruf, im Auto, in der Freizeit):

____

Empfindungen (entspannt, verspannt; Schmerzen im Nacken- und Schulterbereich, im Rücken- und Lendenbereich):

____

____

4 **Gesamtzeit – in Bewegung:** ___ Std., davon zu Hause ___Std., im Beruf ___ Std., in der Freizeit (Sport, Hobby) ___ Std.
Empfindungen (wohltuend, entspannt, verspannt, schmerzend):

____

____

Erfahrungsgemäß steuert erst ein regelmäßiges Üben der nachfolgend beschriebenen korrekten Verhaltensmuster auch in unserem Unterbewusstsein eine bandscheibenschonende Haltung und Bewegungsabfolge, sodass unvermeidliche Zwangs- und Fehlhaltungen auf ein Minimum reduziert bzw. kompensiert werden können. So kann man beispielsweise einen Lernplan erstellen, in dem die einzuübenden Haltungs- und Bewegungsformen einschließlich ihrer Wiederholungen tageweise vermerkt werden. Nachfolgend ein Beispiel dafür:

Lernplan für Haltungs- und Bewegungsformen

Wochentag	Haltungs- bzw. Bewegungsformen
Montag	**Stehen** bei Körperpflege, in Entlastungshaltung, im Haushalt, Beruf und in der Freizeit
Dienstag	**Sitzen** mit **Hinsetzen** und **Aufstehen** zu Hause, im Beruf und in der Freizeit
Mittwoch	**Bücken, Heben, Tragen** in allen Lebensbereichen
Donnerstag	**Wiederholung** der Haltungs- und Bewegungsformen von Montag bis Mittwoch
Freitag	**Hinlegen, Liegen** in Rücken-, Bauch- und Seitlage **mit Aufstehen** aus der Liegestellung
Samstag	Achten auf **geraden Rücken, keine Verdrehung der Wirbelsäule, Entspannungshaltungen**
Sonntag	**Wiederholung** der Haltungs- und Bewegungsformen von Freitag und Samstag

Diesen Lernplan sollte man solange verwenden, bis alle einzuübenden Verhaltens- und Bewegungsmuster beherrscht werden und sich im Unterbewusstsein festgesetzt haben.

Dem Nacken Halt geben

Beim Stehen werden die Bandscheiben der Hals- und Lendenwirbelsäule am meisten in Anspruch genommen. Durch eine schlechte Körperhaltung (krummer Rücken) wird der auf sie einwirkende Belastungsdruck noch verstärkt. Stehen über einen längeren Zeitraum verursacht in der Regel Schmerzen, weil die Bandscheiben demgemäß auch länger in einer physiologisch unzweckmäßigen Position gehalten werden. Überdies werden die Muskeln des Rumpfes verspannt und auch zum Teil verkürzt, was sich auf die Wirbelsegmente ungünstig auswirkt. Entlasten Sie daher bei längerem Stehen Ihre Bandscheiben, indem Sie öfter einmal eine andere bandscheibenschonende Körperhaltung einnehmen (dynamisches Stehen).

Entspanntes Stehen in der Grundstellung

- Nehmen Sie eine bequeme Grätschstellung ein.
- Heben Sie den Oberkörper an, indem Sie beide Schulterblätter nach hinten in Richtung Wirbelsäule ziehen.

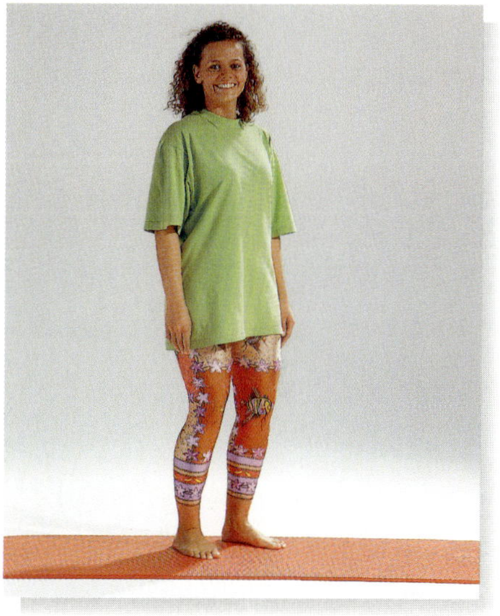

Abb. 1

- Nun verteilen Sie Ihr Körpergewicht gleichmäßig auf beide Beine. (Abb. 1)

Zweck: Die Wirbelsäule bleibt in ihrer S-Form erhalten und wird so nur minimal beansprucht.

Die Körperlast wird dabei auf die Krümmungsscheitel verteilt.

Entspanntes Stehen in der Schrittstellung

- Setzen Sie einen Fuß um etwa eine halbe Fußlänge nach vorne.
- Heben Sie wie zuvor den Oberkörper an, indem Sie beide Schulterblätter nach hinten in Richtung Wirbelsäule ziehen. (Abb. 2)

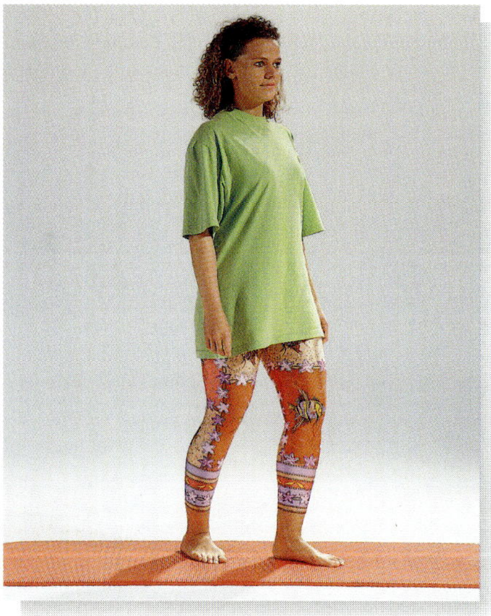

Abb. 2

- Drücken Sie nun beide Knie durch.

Zweck: Wie bei der Grundstellung.

Entspanntes Stehen in der Entspannungsstellung

- Lehnen Sie sich im Grätschstand mit dem gesamten Körper an eine Wand und beugen dabei leicht die Knie.

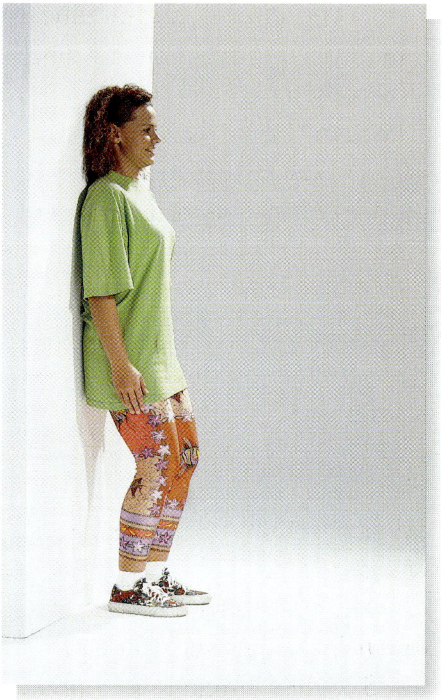

Abb. 3

- Lassen Sie Ihre Arme locker am Körper entlang herunterhängen. (Abb. 3)

Zweck: Wie bei der Grund- und Schrittstellung. Jedoch werden hier zusätzlich das Becken und die Rumpfmuskulatur entlastet.

Achtung:
Verdrehen Sie bei Bewegungen im Stehen niemals den Rücken! Führen Sie unvermeidliche Drehbewegungen stets aus der Hüfte heraus und immer zusammen mit den Schultern aus. Vermeiden Sie eine Hohlkreuzbildung, indem Sie öfters von der Grundstellung in die Schritt- und Entspannungsstellung wechseln oder die Füße abwechselnd auf einen Tritt, Schemel oder dergleichen stellen.

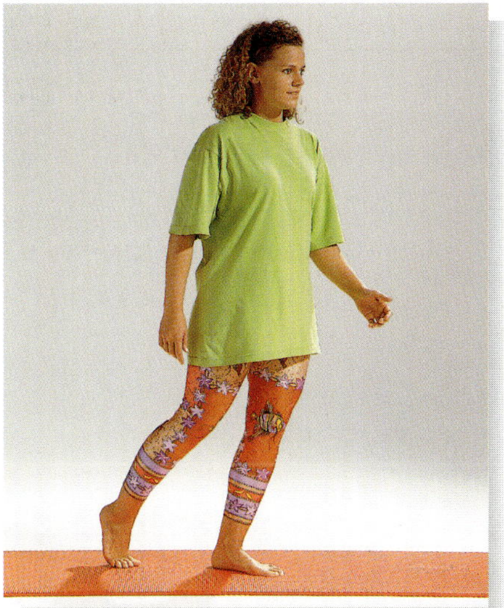

Abb. 4

Gehen in der Wirbelsäulenbalance aus der Schrittstellung

- Nehmen Sie eine aufrechte Körperhaltung ein.
- Heben Sie Ihren Oberkörper an, indem Sie die Schulterblätter nach hinten in Richtung Wirbelsäule ziehen, und richten Sie Ihren Kopf entspannt auf.
- Verlagern Sie Ihr Körpergewicht auf das Standbein (Standbein belasten).
- Beugen Sie nun das Bewegungsbein leicht an und führen Sie einen Schritt in Laufrichtung aus. (Abb. 4)
- Belasten Sie nun das Bewegungsbein, wobei Sie gleichzeitig das Standbein entlasten.
- Das Standbein wird zum Bewegungsbein, mit dem Sie den nächsten Schritt ausführen.
- Der dem Bewegungsbein gegenüber befindliche Arm schwingt im Lauftakt mit nach vorne.

Zweck: Nutzung der Balancefunktion der Wirbelsäule sowie Aktivierung der Rumpf- und Extremitätenmuskulatur.

Achtung:
Achten Sie beim Gehen darauf, dass die Fußspitzen leicht nach außen zeigen.

Stabilisationsübungen im Stand an der Wand

Die nachfolgenden Übungen setzen jeweils folgende **Ausgangsstellung** voraus:

- Grätschstand an einer Wand einnehmen.

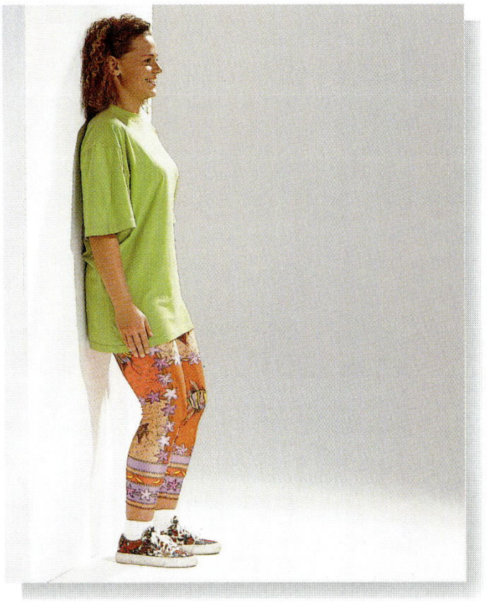

Abb. 5

- Beide Knie leicht beugen.
- Die Lenden- und Brustwirbelsäule, den Hinterkopf und beide Schulterblätter an die Wand drücken. (Abb. 5)

Übung 1

- Nehmen Sie die Ausgangsstellung ein.
- Ziehen Sie bei aufrechter Kopfhaltung das Kinn ein, machen Sie ein Doppelkinn. (Abb. 6)

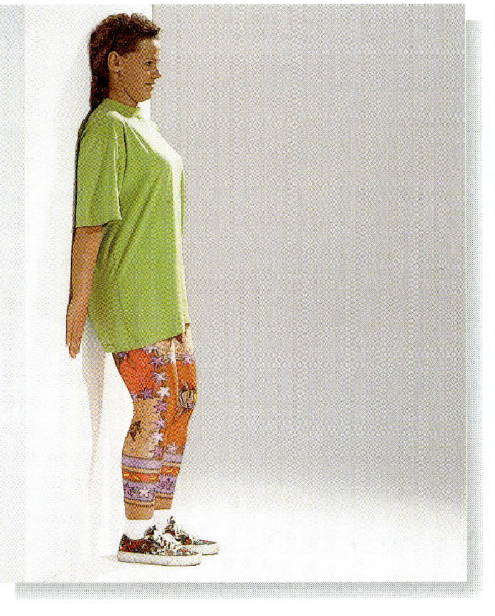

Abb. 6

- Drücken Sie nun in dieser Position den Kopf leicht gegen die Wand, rutschen Sie mit dem Kopf an der Wand entlang nach oben, verweilen Sie etwa 7 Sekunden.

- Lösen Sie nun die Spannung und wiederholen Sie die Übung 5- bis 7-mal.

Übung 2

- Nehmen Sie die Ausgangsstellung ein.
- Ziehen Sie bei aufrechter Kopfhaltung das Kinn ein und machen Sie ein Doppelkinn.

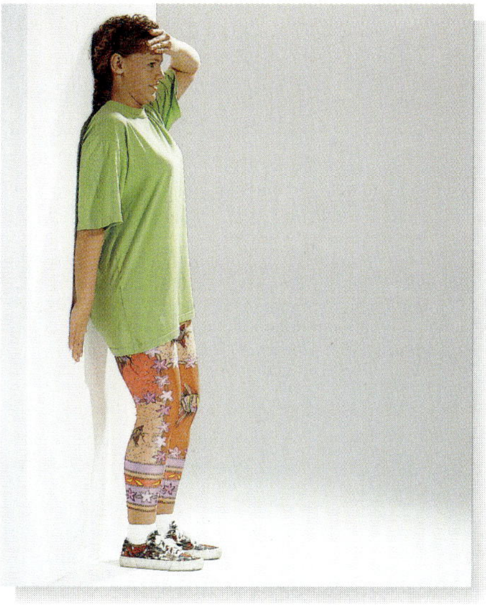

Abb. 7

- Legen Sie nun die linke Hand auf die Stirn, drücken Sie mit der Stirn leicht gegen die Hand und halten Sie die Spannung etwa 5 Sekunden lang. (Abb. 7)
- Lösen Sie nun die Spannung und wiederholen Sie die Übung 5-mal.

Übung 3

- Nehmen Sie die Ausgangsstellung ein.
- Ziehen Sie bei aufrechter Kopfhaltung das Kinn ein und machen Sie ein Doppelkinn.

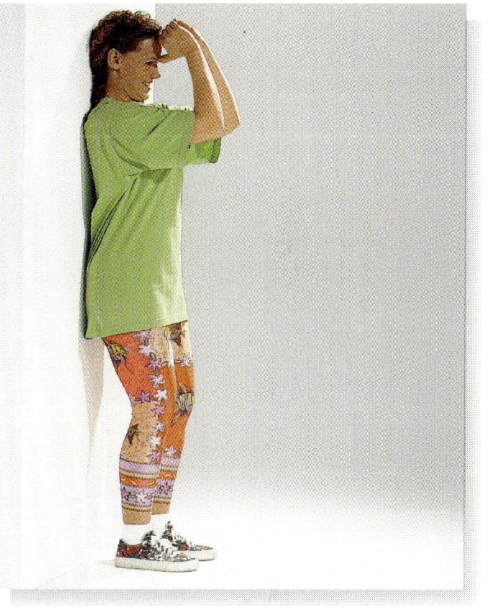

Abb. 8

- Legen Sie beide Daumen auf der Nasenwurzel auf und üben Sie einen leichten Druck aus.
- Drücken Sie nun mit dem Kopf gegen die Daumen und halten Sie die Spannung etwa 5 Sekunden lang. (Abb. 8)
- Lösen Sie nun die Spannung und wiederholen Sie die Übung 5-mal.

Übung 4

- Nehmen Sie die Ausgangsstellung ein.
- Ziehen Sie bei aufrechter Kopfhaltung das Kinn ein und machen Sie ein Doppelkinn.
- Drücken Sie den Kopf leicht gegen die Wand, strecken Sie beide Arme im rechten Winkel

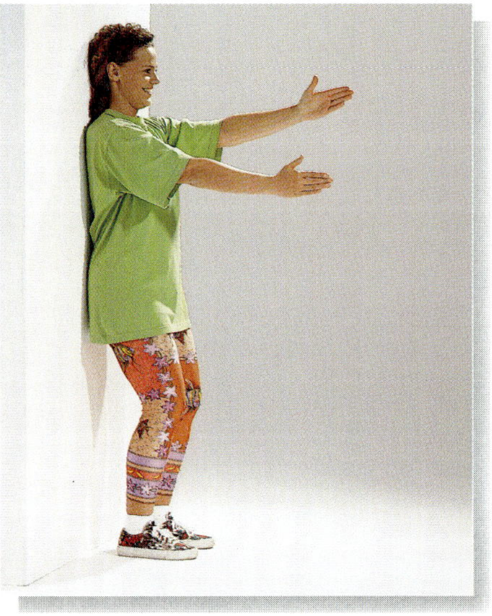

Abb. 9

nach vorne aus (Daumen zeigen zur Decke) und führen Sie dann schnelle, kleine und hackende Bewegungen 7 Sekunden lang aus. (Abb. 9)

- Lösen Sie nun die Spannung und wiederholen Sie die Übung 5-mal.
- Führen Sie nun die gleiche Übung mit schnellen, kleinen Über-Kreuz-Bewegungen etwa 7 Sekunden lang aus. (Abb. 10)

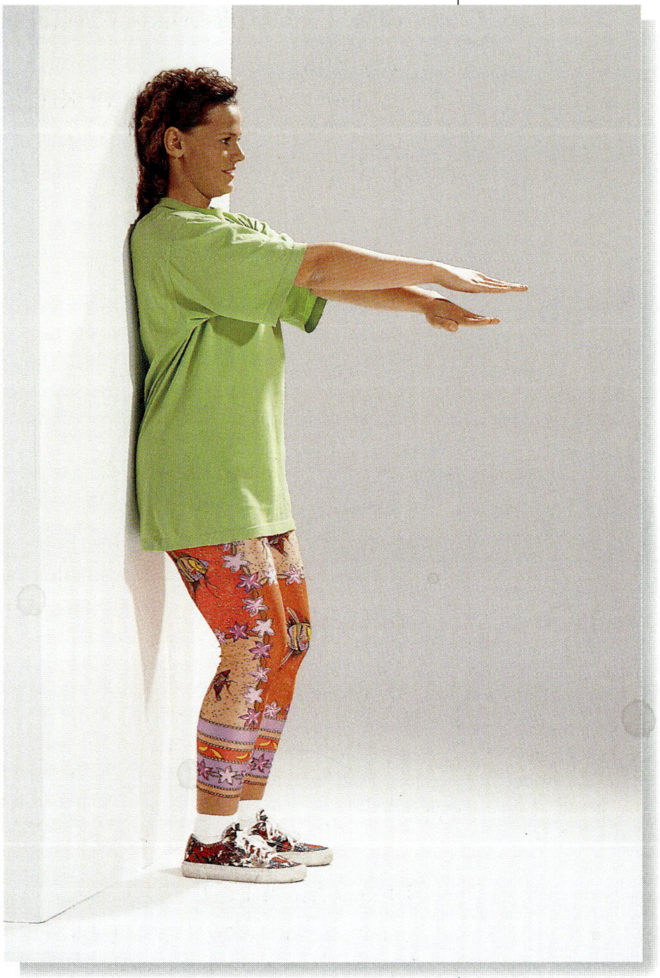

Abb. 10

- Auch diese Übung sollten Sie 5-mal wiederholen.

Bandscheibenschonendes Sitzen

Auch beim Sitzen werden die Bandscheiben durch die Einwirkung der Schwerkraft belastet – insoweit gibt es auch keine ideale Sitzposition. Es kann also nur darauf ankommen, jeweils eine Sitzposition einzunehmen, bei der die Bandscheiben, die Rumpf- und Gesäßmuskulatur am wenigsten belastet werden. Vermeiden Sie daher eine krumme Sitzhaltung! Kippen Sie Ihr Becken nach vorne, und die einzelnen Wirbelsäulenabschnitte richten sich dann automatisch von unten nach oben – gleichsam in der Wirkungsweise von ineinandergreifenden Zahnrädern – in die physiologische Form auf. Zur Unterstützung der Beckenbalance empfiehlt sich die Verwendung eines Lendenkissens oder einer Lendenrolle.

Sitzen auf dem Stuhl oder Hocker

- Nehmen Sie auf einem Stuhl oder Hocker eine gerade Sitzhaltung ein und legen Sie die Hände locker auf den Oberschenkeln ab.

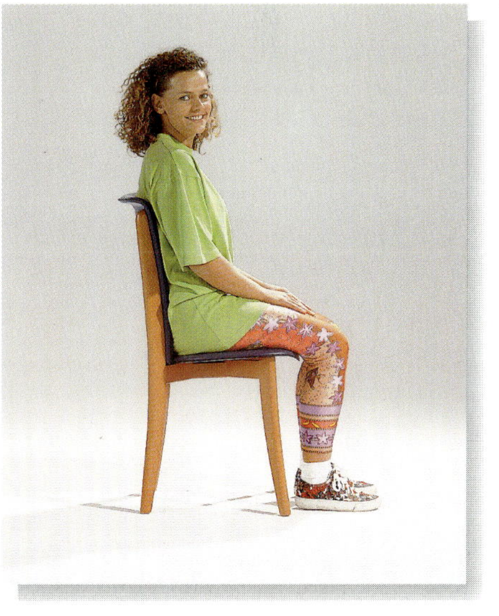

Abb. 11

- Heben Sie den Oberkörper an, indem Sie die Schulterblätter nach hinten in Richtung Wirbelsäule ziehen und den Kopf entspannt aufrichten. (Abb. 11)

- Die Oberschenkel liegen waagerecht auf der Sitzfläche auf und die Knie sind rechtwinklig gebeugt.
- Stellen Sie die Füße bequem und mit geringem Abstand voneinander so auf dem Fußboden auf, dass die Fußspitzen leicht nach außen zeigen.

Zweck: Die Wirbelsäule wird unter Ausnutzung der Stützfunktion des Beckens stabilisiert, die Bauch- und Rückenmuskulatur wird geschont.

Sitzen am Arbeitsplatz

- Die Sitzfläche des ergonomischen Stuhls (drehbar, Sitzhöhe und Rückenlehne verstellbar) soll so eingestellt sein, dass bei einer geraden Sitzhaltung (Oberkörper anheben, Schulterblätter nach hinten ziehen, Kopf entspannt aufrichten) die am Oberkörper anliegenden Arme mit einer Beugung von 90° in den Ellenbogengelenken waagerecht auf der Arbeitsfläche abgelegt werden können.
- Die Oberschenkel liegen senkrecht auf der Sitzfläche. (Abb. 12)

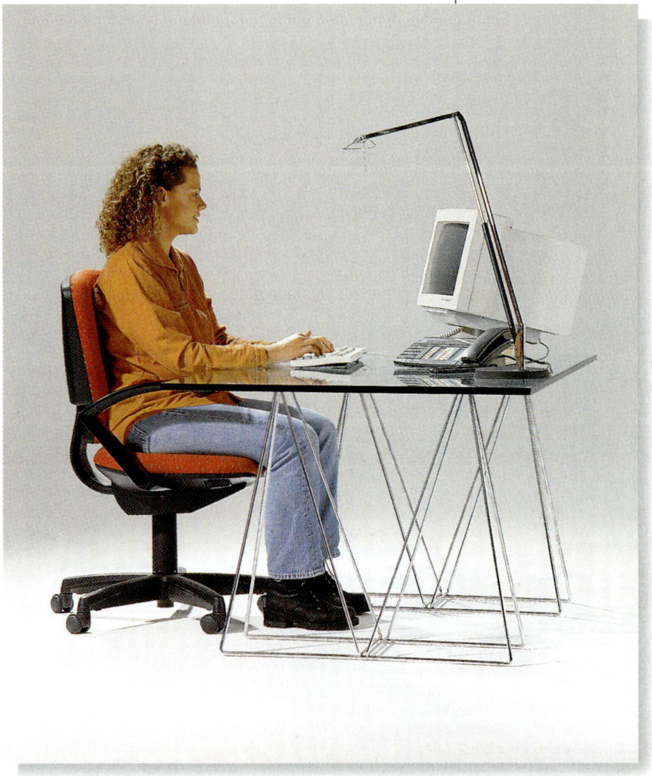

Abb. 12

- Wenn möglich, stellen Sie die Füße auf ein Fußbänkchen, wobei die Knie in einem stumpfen Winkel gebeugt sein sollen.

- Optimal ist es, wenn Sie ein Keilkissen auf dem hinteren Teil der Sitzfläche benutzen.
- Stellen Sie die Lehne so ein, dass sie in der beschriebenen Sitzhaltung Ihren Rücken in Höhe der Lendenwirbel abstützt.

Zweck: Weitestgehende Schonung der Wirbelsäule und der Rumpfmuskulatur.

Achtung:
Wenn Sie am Computer arbeiten, stellen Sie den Monitor bitte so ein, dass Ihr Blick waagerecht auf den Bildschirm fällt. Verändern Sie bei längerem Sitzen öfters mal die Sitzposition (dynamisches Sitzen) oder stehen Sie zwischendurch, beispielsweise beim Telefonieren, ruhig einmal auf.

Sitzen im Auto

- Wenn möglich, stellen Sie die Sitzfläche Ihres Fahrersitzes leicht nach vorne geneigt ein.
- Die Rückenlehne bitte nur geringfügig nach hinten verstellen; verwenden Sie eventuell ein Lendenkissen.
- Positionieren Sie Ihren Fahrersitz so, dass Sie das Lenkrad mit leicht gebeugten Armen ergreifen und dabei die Fußpedale noch bequem bedienen können.

Mobilisations- und Stabilisationsübungen auf dem Hocker

Die nachfolgenden Übungen setzen jeweils folgende **Ausgangsstellung** voraus:

- Nehmen Sie eine aufrechte Sitzhaltung auf dem Stuhl oder Hocker ein, indem Sie die Schulterblätter zur Wirbelsäule hin ziehen.
- Beine und Füße sind gegrätscht.
- Legen Sie die Hände auf den Oberschenkeln ab. (Abb. 13)

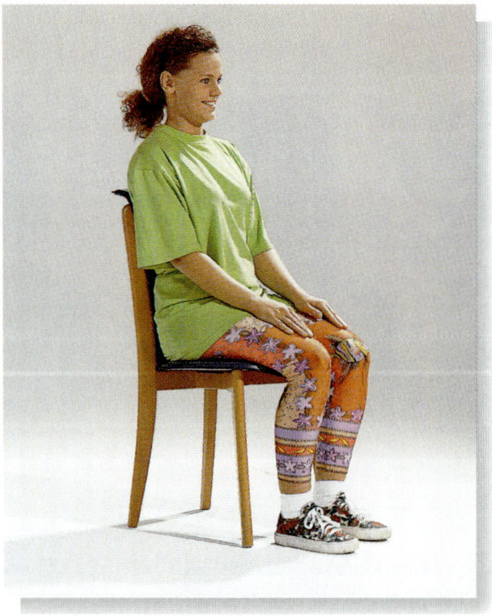

Abb. 13

Übung 1

- Nehmen Sie die Ausgangsstellung ein.
- Ziehen Sie das Kinn in aufrechter Kopfhaltung ein und machen Sie ein Doppelkinn.
- Neigen Sie den Kopf nach rechts (Abb. 14), halten Sie diese Position 7 Sekunden, führen Sie dann den Kopf mit eingezogenem Kinn in die Ausgangsstellung zurück.

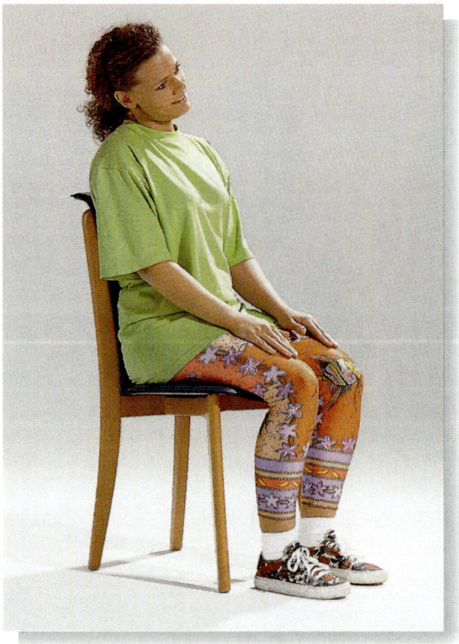

Abb. 14

- Lösen Sie die Spannung und wiederholen Sie die Übung 5- bis 7-mal.
- Führen Sie nun die gleiche Übungsfolge mit dem Kopf nach links aus.

Übung 2

- Nehmen Sie die Ausgangsstellung ein.
- Ziehen Sie das Kinn in aufrechter Kopfhaltung ein und machen Sie ein Doppelkinn.
- Drehen Sie in dieser Position den Kopf nach rechts (Abb. 15) und behalten Sie diese Position etwa 7 Sekunden bei. Nun führen Sie den Kopf wieder in die Ausgangsstellung zurück, jetzt erst lösen Sie die Spannung.
- Wiederholen Sie die Übung 5- bis 7-mal.
- Führen Sie die gleiche Übungsfolge mit der Kopfdrehung nach links aus.

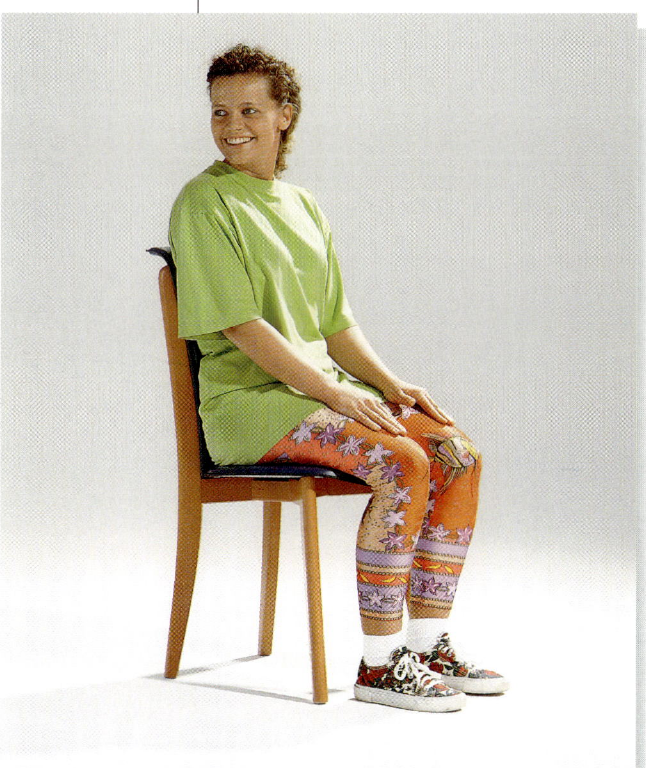

Abb. 15

Übung 3

- Nehmen Sie die Ausgangsstellung ein.
- Ziehen Sie das Kinn in aufrechter Kopfhaltung ein und machen Sie ein Doppelkinn.
- Strecken Sie nun den Kopf mit eingezogenem Kinn nach hinten. (Abb. 16) Verweilen Sie in dieser Position und führen Sie mit dem Kopf etwa 5 Sekunden lang kleine Drehbewegungen – wie beim Neinsagen – aus.
- Führen Sie dann den Kopf mit eingezogenem Kinn in die Ausgangsstellung zurück und lösen Sie die Spannung.

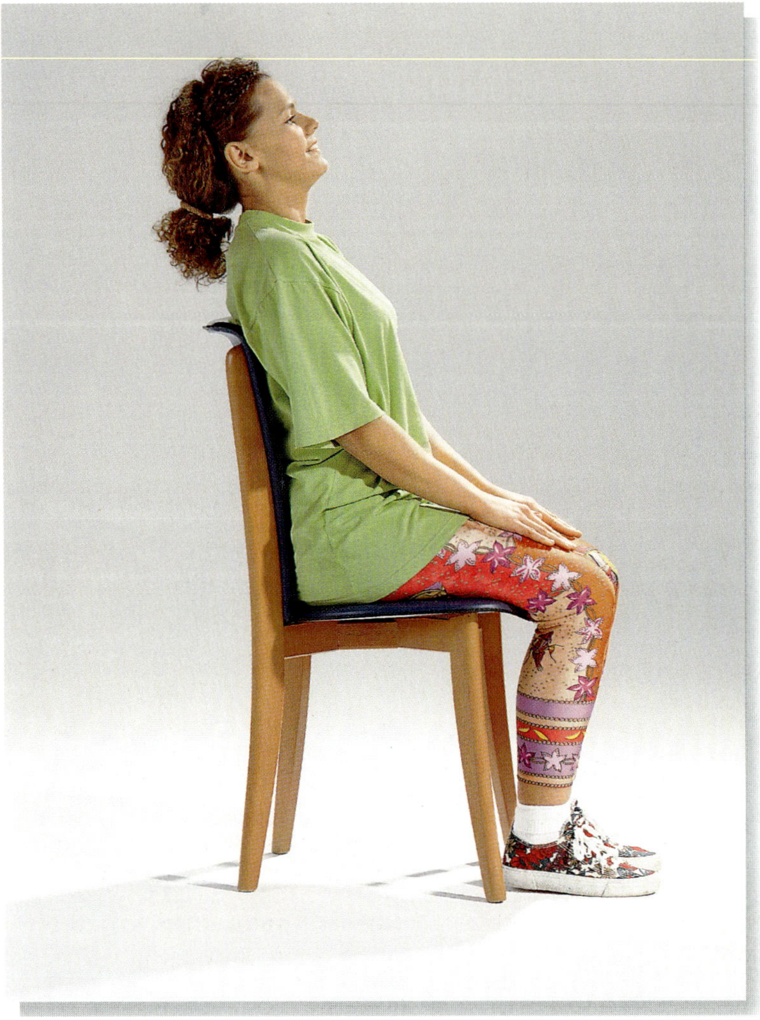

Abb. 16

- Wiederholen Sie die Übung 5-mal.

Liegepositionen im Schlaf beherrschen

Wirbelsäulenfreundliche Matratzen

Ein bandscheibenschonendes Liegen hängt nicht nur von einer physiologisch richtig eingenommenen Liegeposition ab, sondern erfordert auch eine wirbelsäulenfreundliche Matratze. Die weithin verbreitete These, eine „Bandscheibenmatratze" müsse sehr hart sein, ist mittlerweile überholt. Richtig ist vielmehr, dass die Matratze durch ihre Federwirkung sowohl Halt als auch genügend Bewegungsspielraum geben soll, um die natürliche Form der Wirbelsäule nicht zu beeinträchtigen – die Matratze darf also weder zu hart noch zu weich sein. Hinsichtlich ihrer qualitativen Verarbeitung können die Ansprüche jedoch nicht hoch genug gestellt werden. Denn eine Matratze, die nach kurzer Zeit schon durchgelegen ist, lässt nicht selten den Körper unmerklich „durchhängen": Die Folgen stellen sich dann – oft erst viel später – in Form von Bandscheibenbeschwerden ein. Vor allem ist es wichtig, dass die Matratze auf einem festen Untergrund (Lattenrost o. Ä.) aufliegt, um den „Hängematteneffekt", der auch bei durchgelegenen Matratzen entsteht, zu vermeiden.

Die richtigen Liegestellungen

Nicht jede bequeme Liegestellung entlastet den Rücken und schont die Bandscheiben. Nur in der physiologisch richtigen Liegeposition wird die Wirbelsäule weder verkrümmt noch verdreht und bleibt in ihrer natürlichen Biegung erhalten. Dabei lässt der Druck auf die Bandscheiben infolge der schwindenden Belastung nach, so dass diese sich ausdehnen und dabei Gewebsflüssigkeit aufnehmen, was für ihre Ernährung und Erhaltung außerordentlich wichtig ist (siehe Seite 21). Solange wir wach im Bett liegen, können wir jederzeit eine für die Wirbelsäule ungünstige Position korrigieren oder eine andere ebenfalls bandschei-

bengerechte Liegestellung einnehmen. Anders verhält es sich aber, wenn wir schlafen und uns unkontrolliert in eine vermeintlich bequeme Lage drehen. Solche Fehlstellungen lassen sich aber vermeiden, wenn wir die richtigen Liegepositionen so intensiv einüben, bis sie ganz fest in unserem Unterbewusstsein eingeprägt sind und wir sie im Laufe der Zeit „wie im Schlaf" beherrschen.

Rückenlage

- Strecken Sie Ihren Körper entspannt aus.
- Lagern Sie Ihren Kopf auf einem flachen Kissen und legen Sie Ihre Arme entspannt am Körper entlang ab.
- Strecken Sie Ihre Beine gegrätscht aus und – wenn möglich – benutzen Sie eine Knierolle. (Abb. 17)

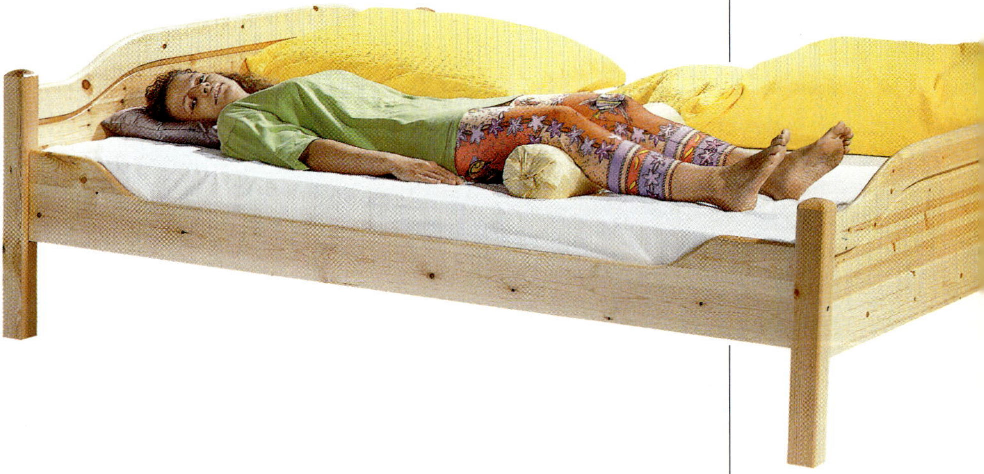

Abb. 17

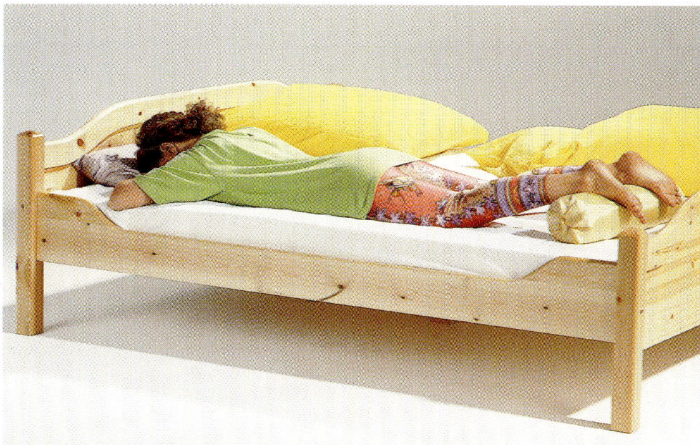

Abb. 18

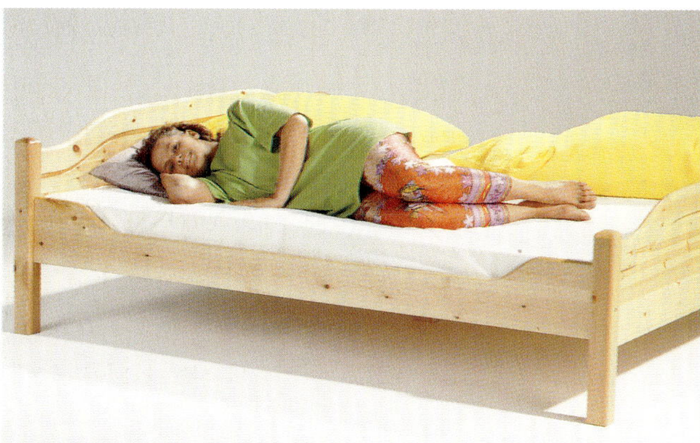

Abb. 19

Bauchlage

- Lagern Sie Ihren Kopf auf der Unterlage (Kissen) so, dass die Stirn auf den übereinander gelegten Händen ruht.
- Strecken Sie Ihren Körper entspannt aus und grätschen Sie dabei leicht die Beine.
- Die Füße liegen auf dem Fußrücken. (Abb. 18)

Seitlage

- Achten Sie darauf, dass Sie in der Seitlage den Rücken gerade halten.
- Ziehen Sie beide Beine gleichmäßig leicht an.
- Lagern Sie Ihren Kopf auf einem flachen Kissen und legen Sie die Hand der aufliegenden Armseite unter das Ohr.
- Legen Sie den freien Arm vor dem Körper ab. (Abb. 19)

Die Kunst des Sich-Umdrehens

- Stellen Sie die Füße auf und legen Sie die Arme entspannt auf den Bauch. (Abb. 20)
- Drehen Sie sich nun in dieser Position „en bloc" zur entsprechenden Liegeseite um. (Abb. 21)

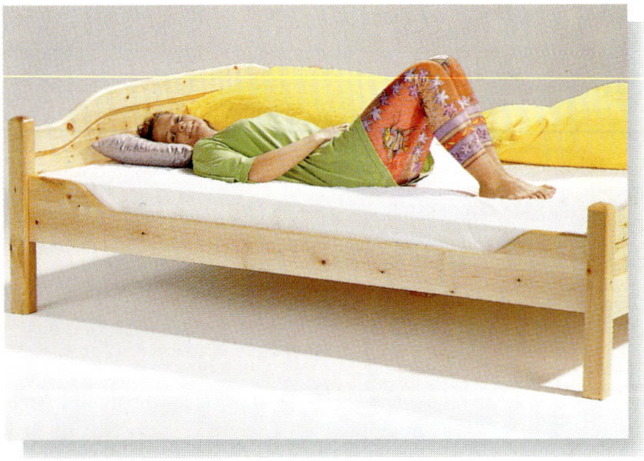

Abb. 20

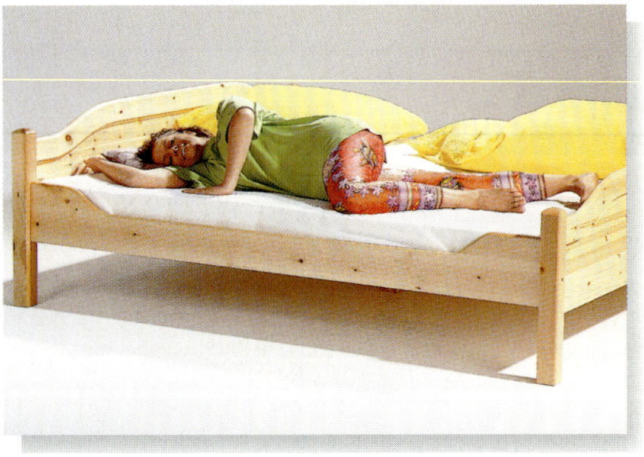

Abb. 22

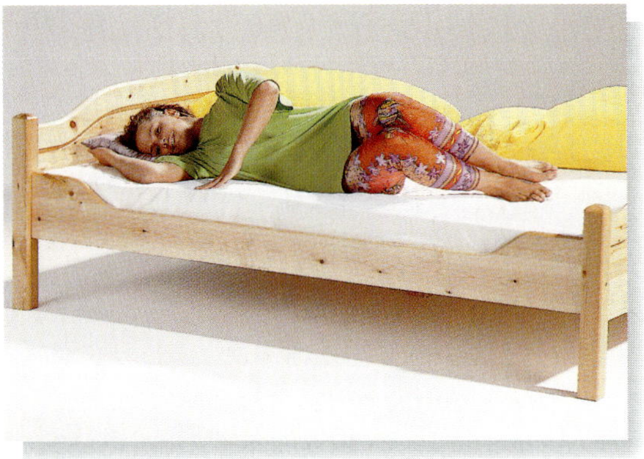

Abb. 21

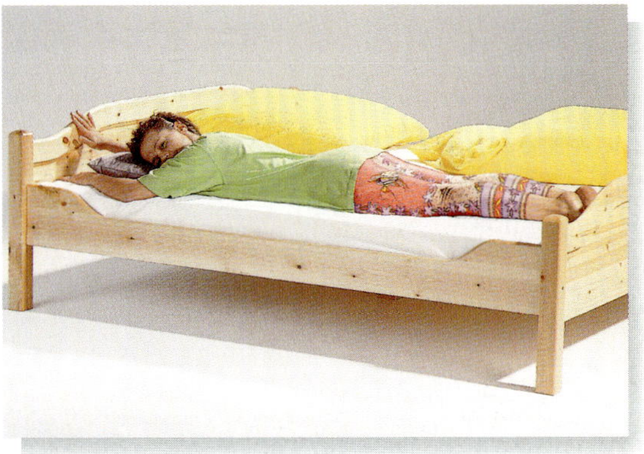

Abb. 23

- Strecken Sie in der nun eingenommenen Seitlage das unten liegende Bein und den unten liegenden Arm aus, wobei Sie die oben liegende Hand vor der Brust ablegen. (Abb. 22)
- Drehen Sie jetzt Ihren Körper in der Achse zur Bauchseite hin und strecken Sie dabei das oben liegende Bein und den oben liegenden Arm aus. (Abb. 23)
- Legen Sie den Kopf auf den übereinanderliegenden Händen ab.

Eine Drehung von der Bauch- in die Rückenlage erfolgt dementsprechend in umgekehrter Reihenfolge.

Stabilisations- und Kräftigungsübungen im Liegen

Die nachfolgenden Übungen setzen jeweils folgende **Ausgangsstellung** voraus:

- Rückenlage auf festem Untergrund (Fußboden, Matte, Liege oder ähnliches) einnehmen. Bitte aber kein Kissen verwenden.
- Stellen Sie die Füße auf der Unterlage auf. (Abb. 24)

Übung 1

Streckbewegung des Kopfes mit eingezogenem Kinn

- Nehmen Sie die Ausgangsstellung ein.
- Ziehen Sie das Kinn unter Bildung eines Doppelkinns ein, drücken Sie den Hinterkopf leicht auf die Unterlage und schieben Sie ihn in Verlängerung der Wirbelsäule nach oben.
- Halten Sie dabei nicht die Luft an, sondern atmen Sie im normalen Rhythmus weiter. (Abb. 25)
- Verweilen Sie in dieser Stellung 7 Sekunden.
- Lösen Sie nun die Spannung und wiederholen Sie die Übung 5- bis 7-mal.

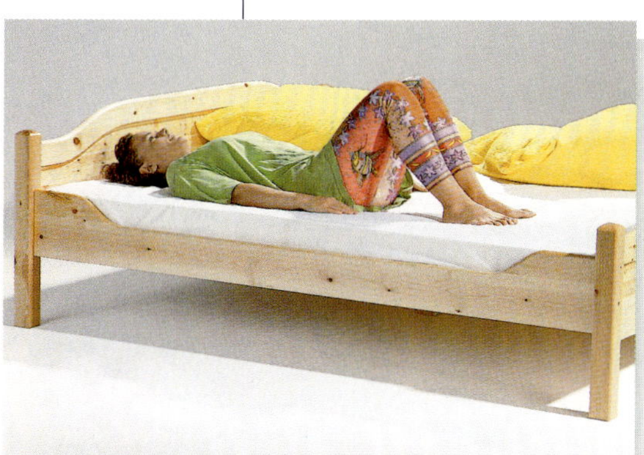

Abb. 24

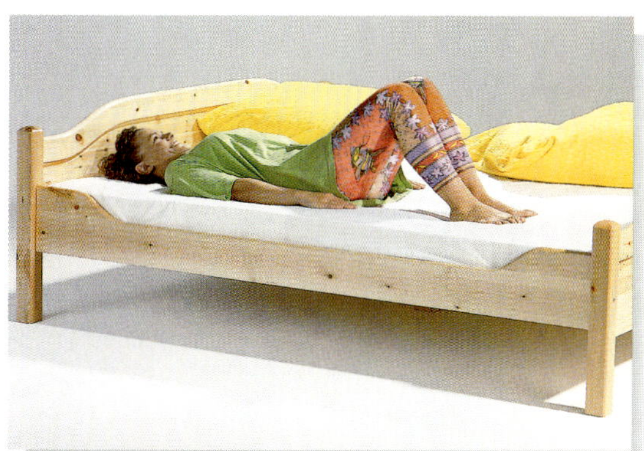

Abb. 25

Übung 2

Kräftigung der vorderen Halsmuskulatur

- Nehmen Sie die Ausgangsstellung ein.
- Ziehen Sie das Kinn unter Bildung eines Doppelkinns ein und heben Sie den Kopf etwa 2 cm von der Unterlage an.
- Öffnen Sie den Mund und atmen Sie im normalen Rhythmus weiter. (Abb. 26)
- Verweilen Sie etwa 7 Sekunden in dieser Stellung.
- Lösen Sie nun die Spannung und wiederholen Sie die Übung 5- bis 7-mal.

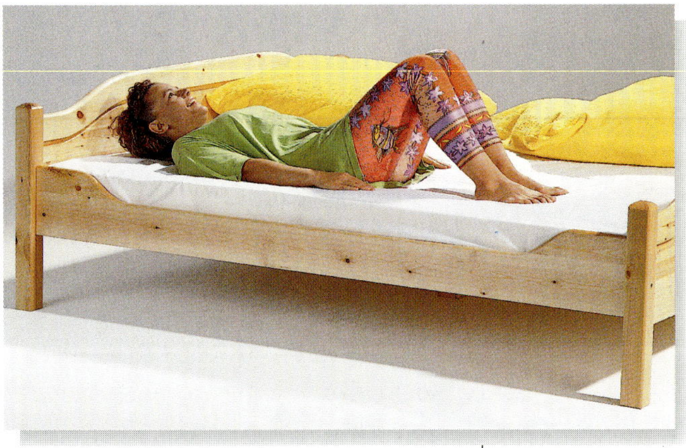

Abb. 26

Übung 3

Kräftigung der vorderen Halsmuskulatur

- Nehmen Sie die Ausgangsstellung ein.
- Legen Sie eine Hand auf die Stirn.
- Ziehen Sie das Kinn ein und machen Sie dabei ein Doppelkinn.
- Heben Sie den Kopf etwa 2 cm von der Unterlage an und drücken Sie mit der aufgelegten Hand leicht gegen die Stirn. (Abb. 27)

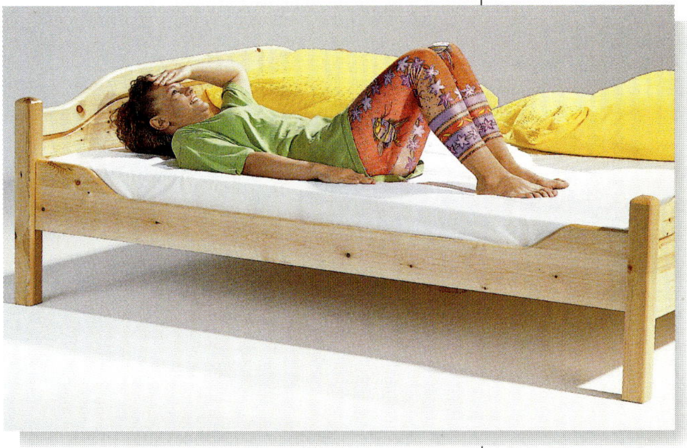

Abb. 27

- Verweilen Sie in dieser Stellung etwa 5 Sekunden.
- Lösen Sie nun die Spannung und wiederholen Sie die Übung 5-mal.

Dehnungsübungen im Sitzen

Die nachfolgenden Übungen setzen jeweils folgende Ausgangsstellung voraus:

- Nehmen Sie eine aufrechte Sitzhaltung ein (Stuhl oder Hocker).

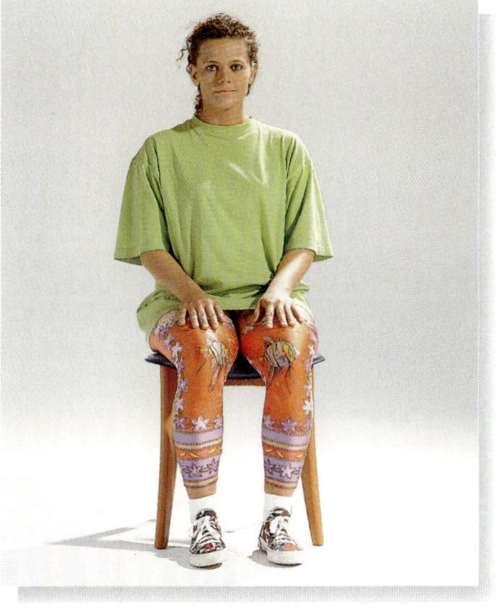

Abb. 28

- Grätschen Sie Beine und Füße.
- Legen Sie die Hände auf den Oberschenkeln ab. (Abb. 28)

Übung 1

Dehnung der seitlichen Nackenmuskulatur

- Nehmen Sie die Ausgangsstellung ein.
- Ziehen Sie in aufrechter Kopfhaltung das Kinn ein und machen Sie ein Doppelkinn.
- Neigen Sie den Kopf nach links (Abb. 29) und drehen Sie ihn mit eingezogenem Kinn nach links, verweilen Sie etwa 7 Sekunden und führen Sie dann den Kopf mit eingezogenem Kinn wieder in die Ausgangsstellung zurück.

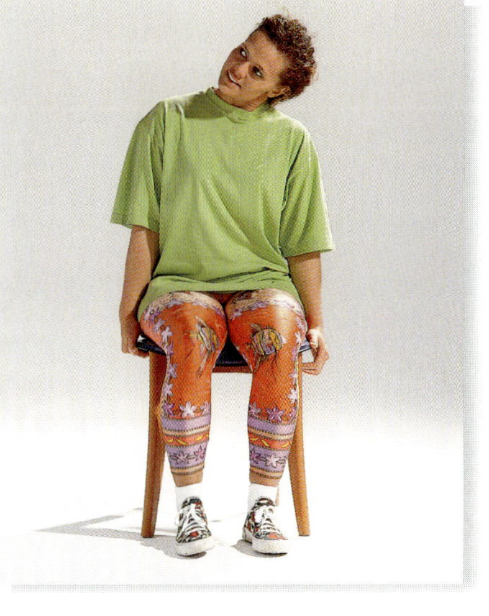

Abb. 29

- Lösen Sie nun die Spannung und wiederholen Sie die Übung 5- bis 7-mal.
- Führen Sie die gleiche Übung entsprechend nach links aus.

Übung 2

Dehnung des Kopfstreckers

- Nehmen Sie die Ausgangsstellung ein.
- Ziehen Sie in aufrechter Sitzhaltung das Kinn ein und machen Sie dabei ein Doppelkinn. (Abb. 30)
- Strecken Sie nun mit eingezogenem Kinn den Kopf nach hinten (Abb. 31), verweilen Sie in dieser Position etwa 7 Sekunden, führen Sie dann den Kopf mit eingezogenem Kinn in die Ausgangsstellung zurück; dann erst lösen Sie die Spannung.
- Wiederholen Sie die Übung 5- bis 7-mal.

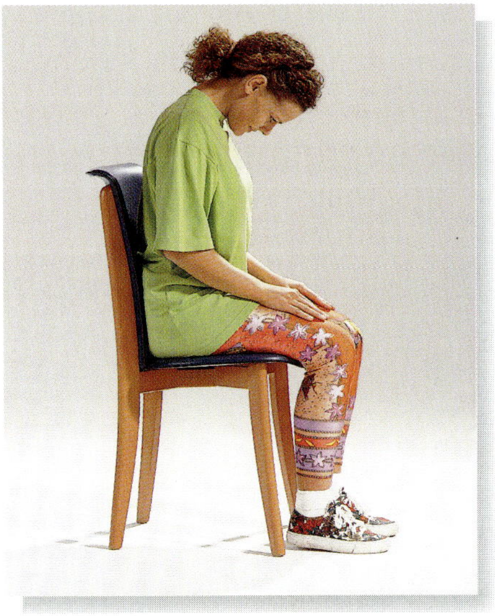

Abb. 30

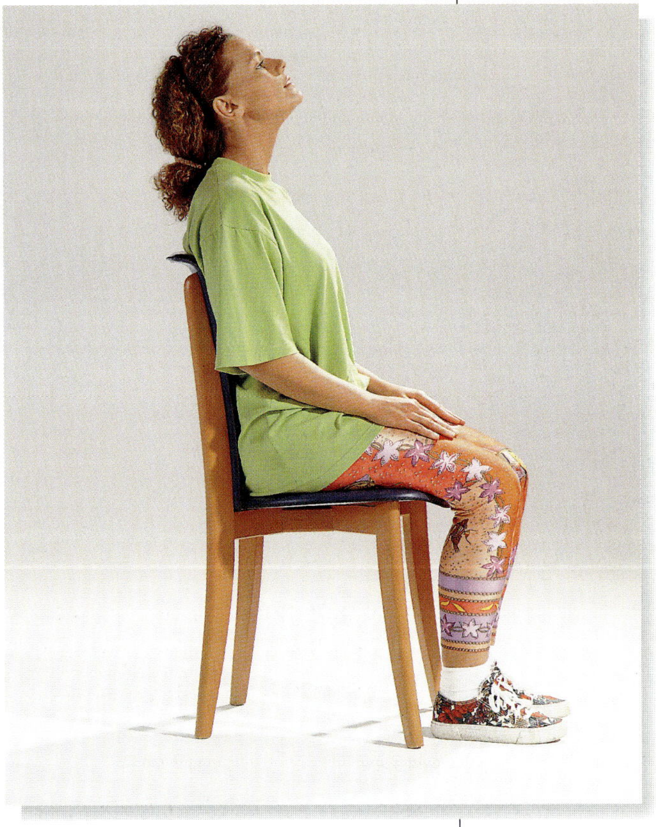

Abb. 31

Körperwahrnehmung durch An- und Entspannungen

Übung 1

Wahrnehmen der Arme

- Nehmen Sie die Ausgangsstellung ein.
- Schließen Sie die Augen und lassen Sie Ruhe einkehren.

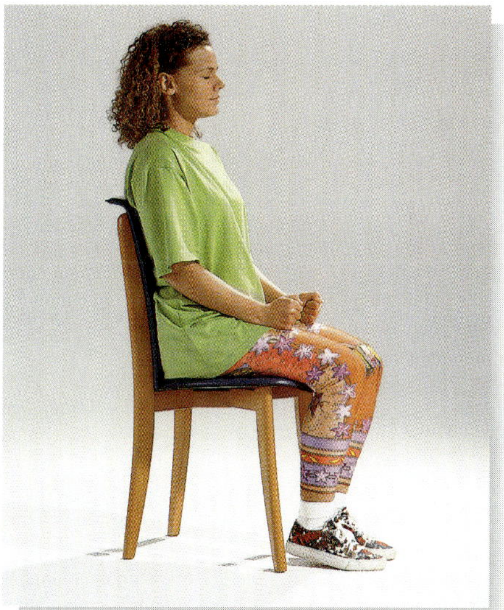

Abb. 32

- Bilden Sie mit beiden Händen eine Faust und drücken Sie beide Fäuste auf die Oberschenkel und die Arme fest an den Körper. (Abb. 32)
- Halten Sie diese Körperspannung etwa 7 Sekunden und atmen Sie normal weiter.
- Lösen Sie dann die Spannung und wiederholen Sie die Übung 2- bis 4-mal.

Übung 2

Wahrnehmen des Rumpfes

- Nehmen Sie die Ausgangsstellung ein.
- Schließen Sie die Augen, lassen Sie Ruhe einkehren. (Abb. 33)

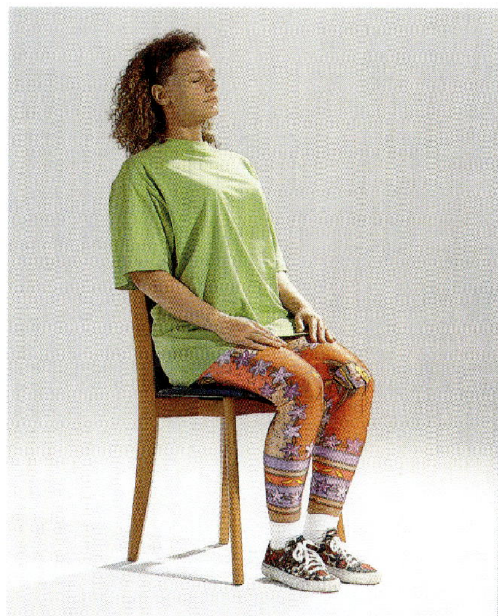

Abb. 33

- Kneifen Sie die Pobacken zusammen, spannen Sie Ihre Bauchmuskulatur an und ziehen Sie die Schulterblätter nach hinten zur Wirbelsäule hin.
- Halten Sie diese Körperspannung etwa 7 Sekunden und atmen Sie dabei im normalen Atemrhythmus weiter.
- Lösen Sie dann die Spannung und wiederholen Sie die Übung 2- bis 4-mal.

Übung 3

Wahrnehmen der Beine

- Nehmen Sie die Ausgangsstellung ein.
- Schließen Sie die Augen und lassen Sie Ruhe einkehren.
- Ziehen Sie beide Fußspitzen zu sich hoch, drücken Sie die Fersen fest gegen den Untergrund und von sich weg. (Abb. 34)
- Halten Sie diese Körperspannung etwa 7 Sekunden und atmen Sie dabei im normalen Atemrhythmus weiter.
- Lösen Sie dann die Spannung und wiederholen Sie die Übung 2- bis 4-mal.

Übung 4

Wahrnehmen des gesamten Körpers

- Nehmen Sie die Ausgangsstellung ein.
- Schließen Sie die Augen und lassen Sie Ruhe einkehren.

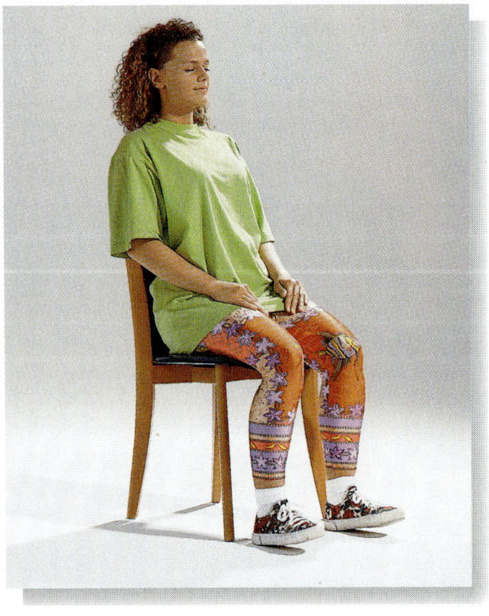

Abb. 34

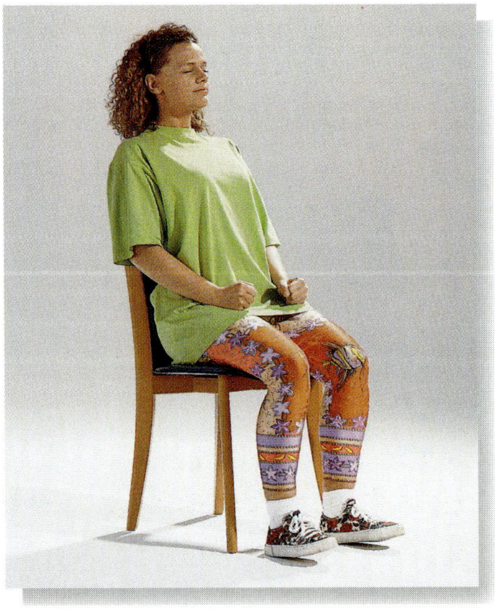

Abb. 35

- Ziehen Sie beide Fußspitzen zu sich hoch, drücken Sie dabei beide Fersen fest gegen den Untergrund und von sich weg.
- Kneifen Sie die Pobacken zusammen, spannen Sie dabei Ihre Bauchmuskulatur an und ziehen Sie beide Schulterblätter nach hinten zur Wirbelsäule hin.
- Bilden Sie mit beiden Händen eine Faust und drücken Sie beide Fäuste auf die Oberschenkel und die Arme fest an den Körper. (Abb. 35)
- Halten Sie diese Gesamtkörperspannung etwa 7 Sekunden und atmen Sie dabei im normalen Atemrhythmus weiter.
- Lösen Sie dann die Spannung und wiederholen Sie die Übung 2- bis 4-mal.

Halten Sie nach jeder Übung inne und lassen Sie dabei die nun aufkommende wohlige Wärme Ihren Körper durchströmen.

Dem Rücken Halt geben

Arbeiten am Tisch

- Nehmen Sie bei allen Arbeiten, die Sie im Stehen am Tisch verrichten (Kochen, Bügeln, Handwerken usw.), einen Grätschstand ein, wobei ein Fuß leicht nach vorne als Stütze versetzt sein soll. (Abb. 36)
- Achten Sie darauf, dass Sie bei allen Arbeiten Ihren Rücken gerade halten und erforderlichenfalls (bei niedriger Arbeitsfläche) Ihren Oberkörper in der Hüfte nach vorne beugen.
- Beim Zähneputzen oder Waschen an niedrigen Waschbecken halten Sie Ihren Rücken am leichtesten gerade, wenn Sie Ihre Knie- und Hüftgelenke entsprechend anwinkeln.
- Bei längerem Stehen empfiehlt es sich, zur Vermeidung einer Hohlkreuzbildung einen Fuß erhöht abzustellen (Fußtritt, Schemel).

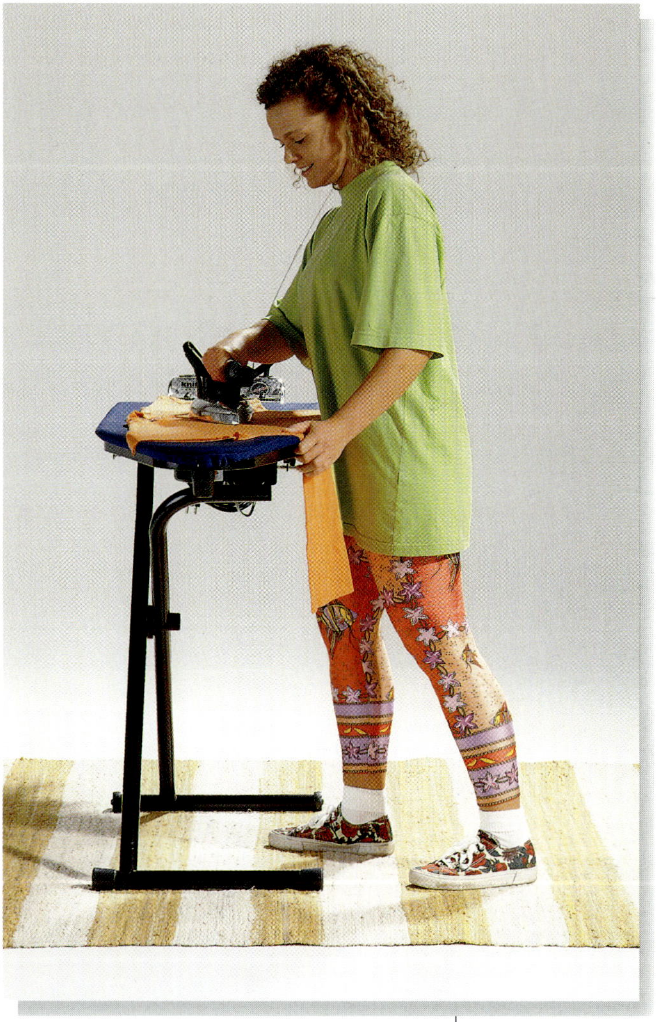

Abb. 36

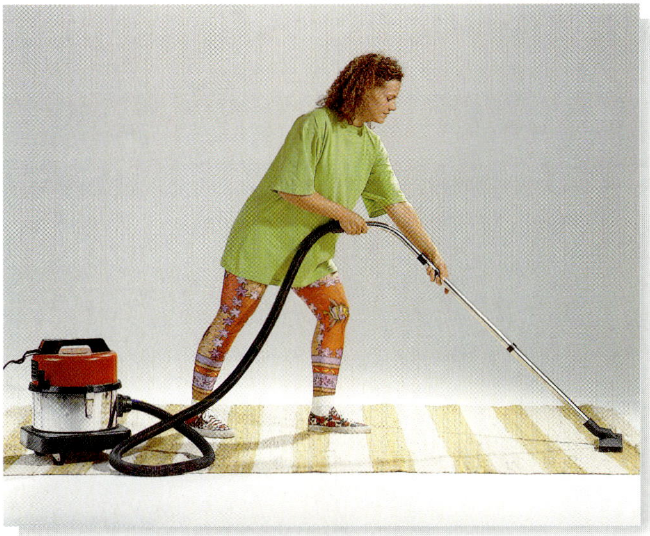

Abb. 37

Bewegungsverhalten im Alltag

- Beim Staubsaugen, Putzen, Kehren o. Ä. ergreifen Sie den Stiel des Staubsaugers oder Besens möglichst am Ende, um einen Rundrücken zu vermeiden. (Abb. 37)
- Wird ein Bücken erforderlich, so verrichten Sie Ihre Tätigkeit nicht aus dem Kreuz, sondern aus den Knien heraus.
- Vermeiden Sie bei Tätigkeiten über der Kopfhöhe (Fensterputzen, Aufhängen von Gardinen, Einräumen von Hochschränken) eine Überstreckung der Halswirbelsäule sowie eine Hohlkreuzbildung. Verwenden Sie daher eine Stehleiter oder einen Trittschemel.
- Achten Sie bei all diesen Tätigkeiten darauf, dass Sie niemals Ihre Wirbelsäule verdrehen. Führen Sie mit dem gesamten Körper eine Achsendrehung aus.

Stabilisationsübungen im Stehen

Übung 1

Beckenschaukel

- Nehmen Sie den Grätschstand ein, leicht in die Knie gehen.
- Richten Sie Ihr Becken auf, indem Sie das Schambein in Richtung Nabel ziehen. (Abb. 38)
- Nun kippen Sie Ihr Becken, indem Sie das Steißbein nach hinten hochziehen. (Abb. 39)

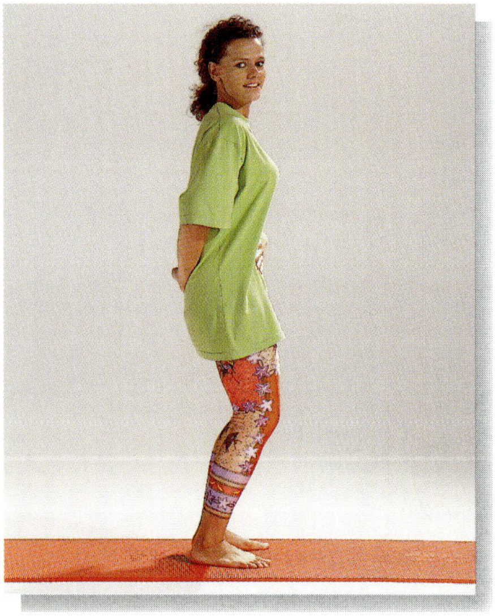

Abb. 38

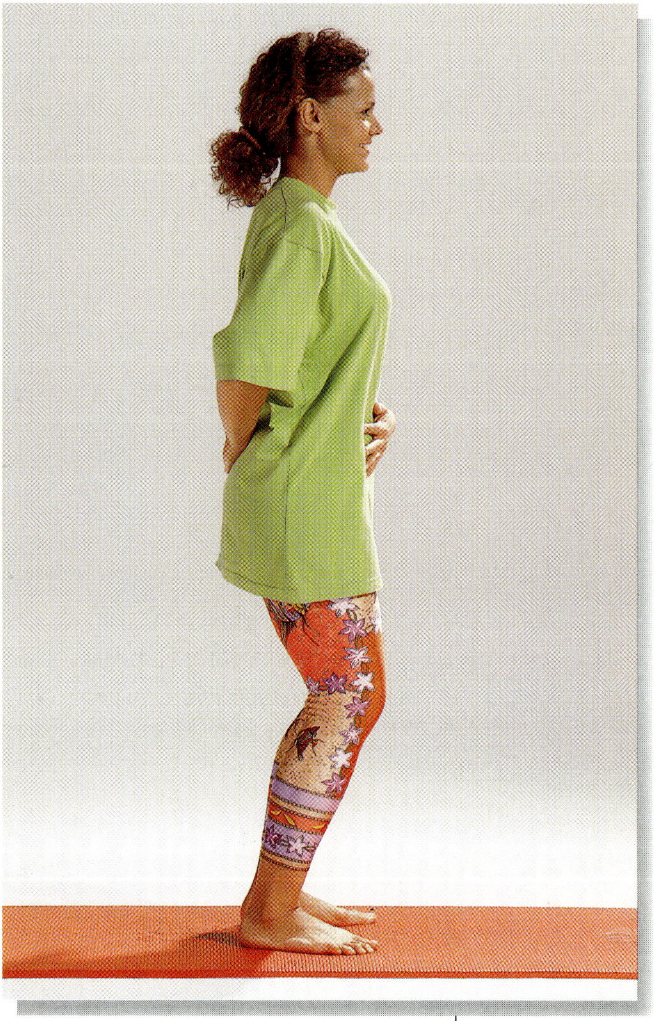

Abb. 39

- Wiederholen Sie diese Bewegungsfolge 10-mal.

Übung 2

Beckenschaukel im Einbeinstand

- Führen Sie nun die gleiche Übungsfolge wie zuvor aus, jedoch erst auf dem linken und dann auf dem rechten Bein. (Abb. 40)

Übung 3

Grätschstand auf dem Therapiekreisel

- Nehmen Sie den Grätschstand auf dem Therapiekreisel ein und gehen Sie dabei leicht in die Knie.

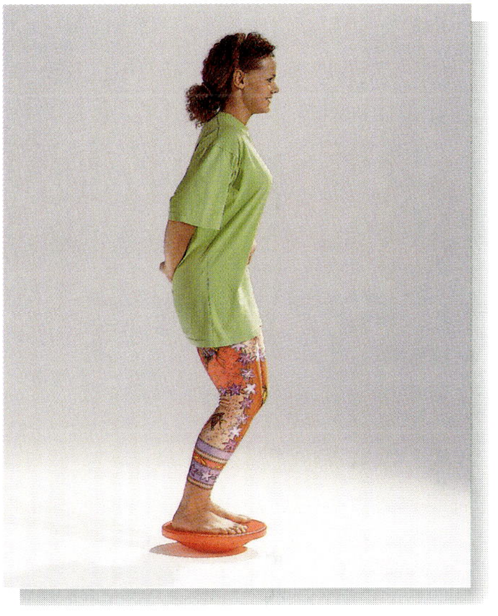

Abb. 41

- Versuchen Sie zunächst die Körperbalance zu finden.
- Nun richten Sie Ihr Becken auf, indem Sie das Schambein in Richtung Nabel ziehen, und kippen Sie es anschließend wieder. (Abb. 41)
- Wiederholen Sie die Übungsfolge 10-mal.

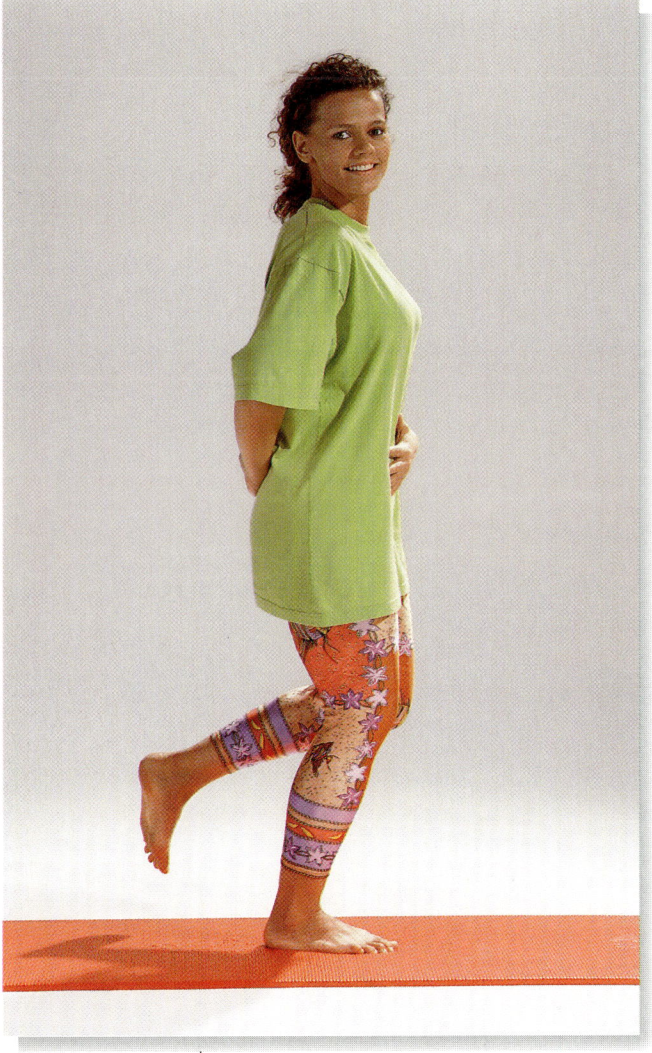

Abb. 40

Sitzpositionen einnehmen

Hinsetzen

- Treten Sie so dicht wie möglich an die Sitzgelegenheit heran und grätschen dabei leicht die Beine.
- Halten Sie den Rücken gerade, neigen Sie Ihren Oberkörper nach vorne und gehen Sie in die Knie. (Abb. 42)
- Verlagern Sie nun das Körpergewicht langsam von den Beinen in Richtung Sitzfläche und nehmen Sie dann die Sitzstellung ein.

Zweck: Entlastung der Wirbelsäule durch Verteilung des Körpergewichts auf die Fuß-, Knie- und Hüftgelenke.

Aufstehen aus der Sitzstellung

- Nehmen Sie eine gerade Sitzhaltung ein, beugen Sie die Knie im Winkel von 90° und stellen Sie die Füße gegrätscht auf.
- Legen Sie beide Hände auf die Oberschenkel, neigen Sie sich leicht nach vorne und richten Sie sich auf, indem Sie sich mit den Händen kräftig auf Ihren beiden Oberschenkeln abstützen. (Abb. 43)

Zweck: Vermeidung von Rotationsbewegungen (Drehbewegungen) der Wirbelsäule und geringere Belastung der Bandscheiben.

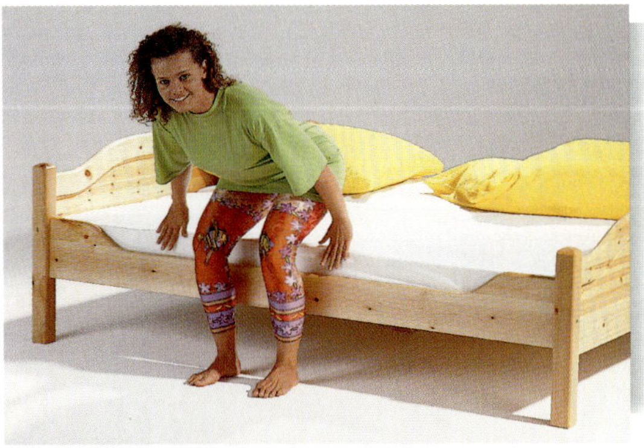

Abb. 42

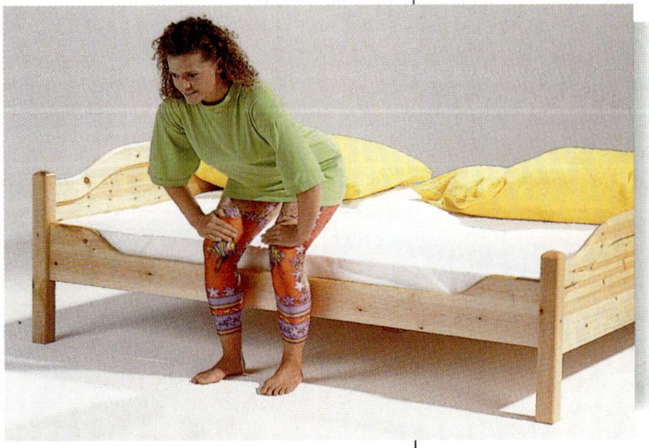

Abb. 43

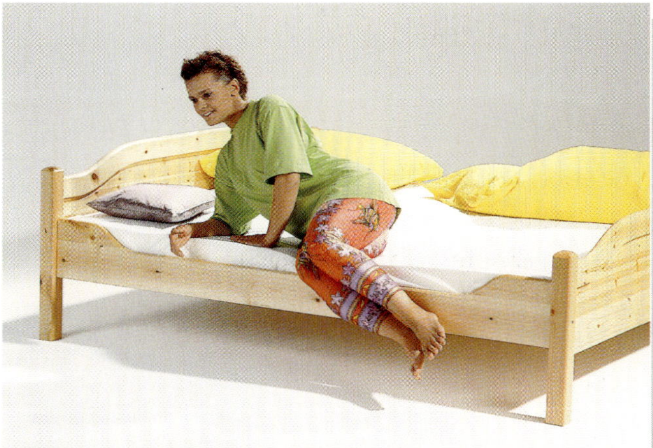

Abb. 44

Aufstehen aus der Liegestellung

- Stellen Sie beide Füße auf die Liegefläche auf.
- Verschränken Sie die Arme auf der Brust und drehen Sie so Ihren Körper zur Aufstehseite hin.
- Lassen Sie nun Ihre Beine über die Bettkante hängen.
- Stützen Sie jetzt mit der Hand der nichtaufliegenden Seite Ihren Körper ab, drücken dabei mit dem Ellenbogen der aufliegenden Seite Ihren Körper von der Liegefläche weg und richten Sie sich zum Sitzen auf. (Abb. 44)

Zweck: Vermeidung von Rotationsbewegungen (Drehbewegungen) der Wirbelsäule und geringere Belastung der Bandscheiben.

Mobilisationsübungen auf dem Gymnastikball

Die nachfolgenden Übungen setzen jeweils folgende **Ausgangsstellung** voraus:

- Nehmen Sie eine aufrechte Sitzhaltung auf dem Therapieball ein.
- Grätschen Sie leicht die Beine und Füße.
- Lassen Sie die Arme locker am Körper entlang hängen, die Hände liegen locker auf dem Ball. (Abb. 45)

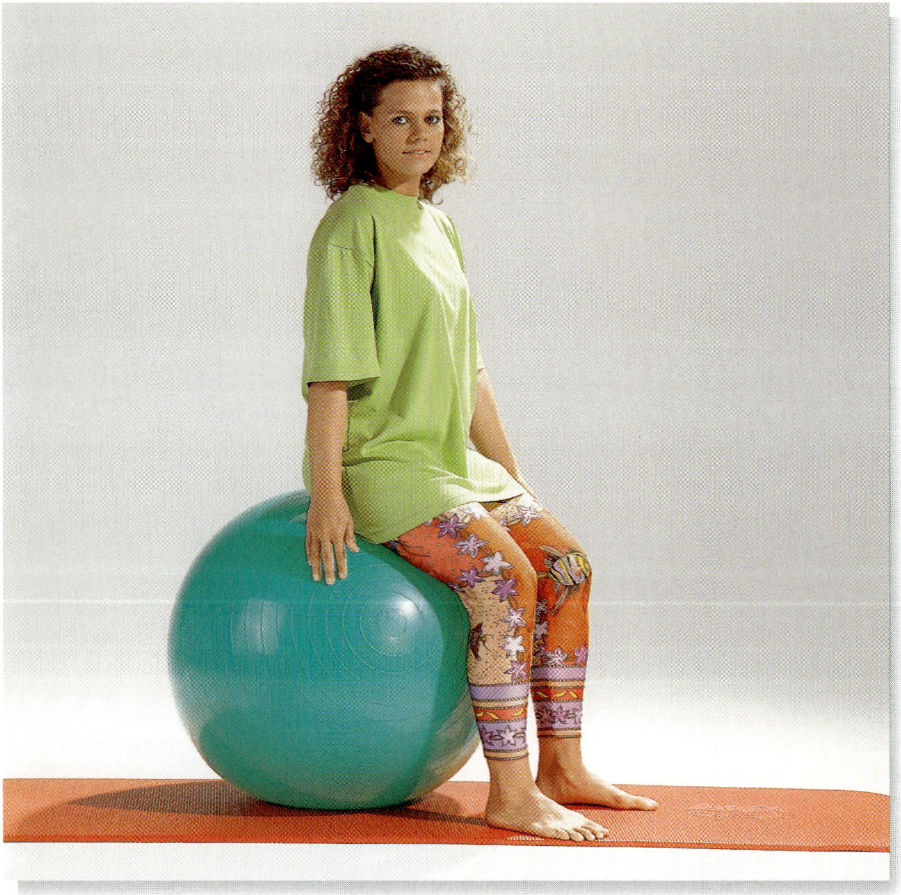

Abb. 45

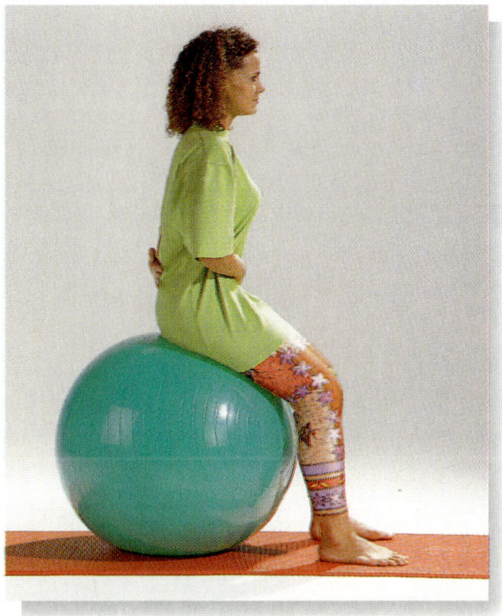

Abb. 46

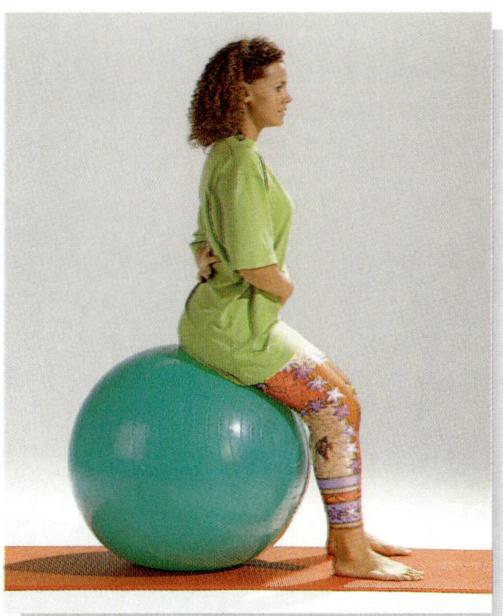

Abb. 47

Übung 1

Schulung der Beckenbalance

- Nehmen Sie die Ausgangsstellung ein.
- Richten Sie Ihr Becken auf, indem Sie das Schambein in Richtung Nabel ziehen. (Abb. 46)
- Nun kippen Sie Ihr Becken, indem Sie ein Hohlkreuz machen. (Abb. 47)
- Wiederholen Sie diese Übungsfolge 10-mal.

Übung 2

Bewegungen der oberen Extremitäten

- Nehmen Sie die Ausgangsstellung ein.
- Kippen Sie Ihr Becken.
- Führen Sie mit gestreckten Armen etwa 7 Sekunden lang schnelle, kurze Hackbewegungen aus. (Abb. 48)
- Legen Sie eine kurze Atempause ein.
- Nun führen Sie die gleiche Übung mit Über-Kreuz-Bewegungen aus.

Übung 3

Einroll- und Ausrollbewegungen

- Nehmen Sie die Ausgangsstellung ein.
- Bilden Sie mit den Händen eine Faust, überkreuzen Sie die Unterarme zwischen den Beinen und führen Sie Ihren Oberkörper nach vorne in Richtung Knie. (Abb. 49)
- Strecken Sie nun Ihre Arme mit gespreizten Fingern unter gleichzeitigem Aufrichten des Oberkörpers in Richtung Decke aus, wobei die Daumen zur Decke zeigen. (Abb. 50)
- Führen Sie diese Übung langsam 10-mal hintereinander aus.

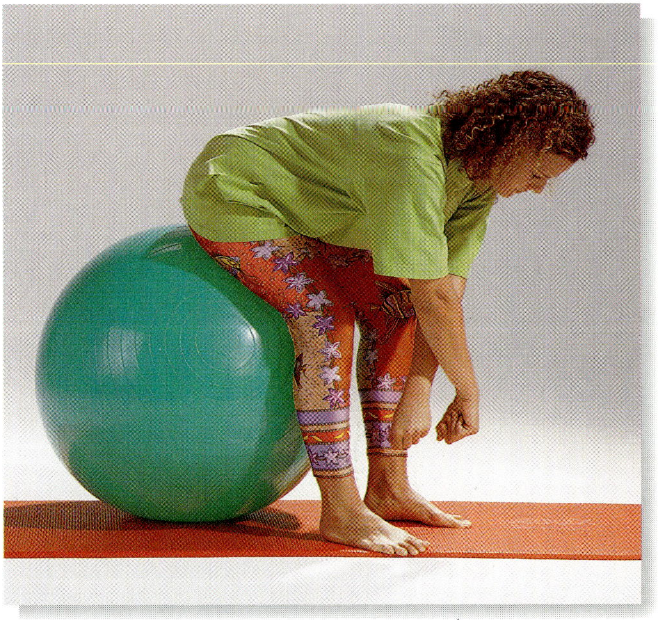

Abb. 49

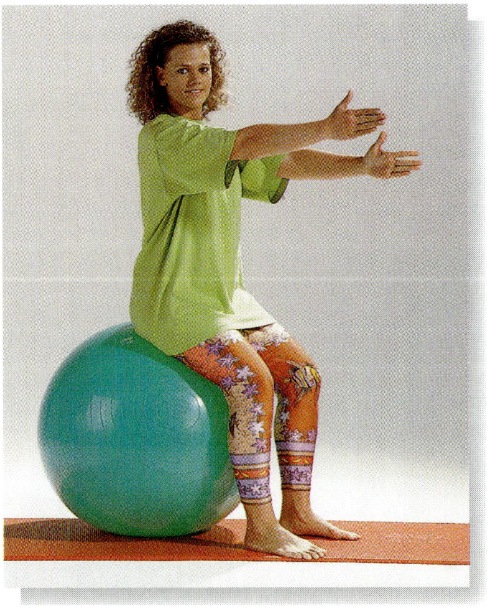

Abb. 48

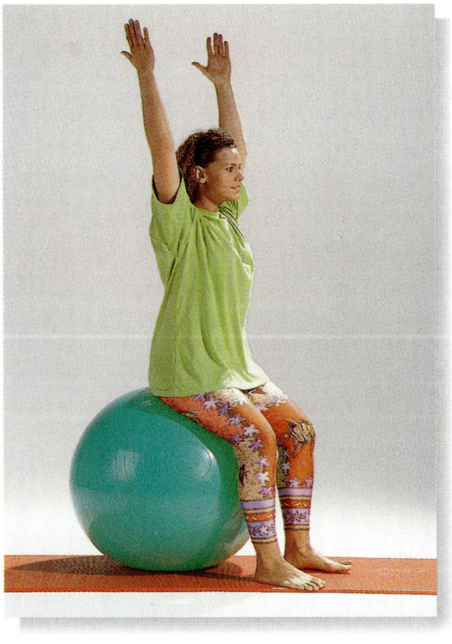

Abb. 50

Den Rücken gerade halten

Bücken

Biomechanische Untersuchungen belegen, dass die Bandscheiben bei nach vorne gebeugter Wirbelsäule im Übermaß belastet werden und damit die Gefahr eines Bandscheibenvorfalls sehr groß ist. Denn die Zwischenwirbelscheiben werden in dieser Körperhaltung verformt, und zwar zur Bauchseite hin komprimiert und zum Rücken hin erweitert, so dass sich der Gallertkern nach hinten verlagert (siehe Seite 18–20). Dabei werden die Muskeln verkürzt und die Bänder gedehnt. Um eine extreme Verlagerung des Bandscheibenkerns und die damit verbundene Gefahr einer Vorwölbung bzw. eines Vorfalls zu verhindern, muss auch beim Einnehmen dieser Körperposition der Rücken unbedingt gerade gehalten werden. Wenn wir einmal bedenken, wie häufig wir uns am Tage nach vorne beugen (z. B. bei der Körperpflege, Verrichtung der Hausarbeit wie Putzen, beim Staubsaugen, Bettenmachen etc.) und wie viele Berufe es gibt, die über längere Zeit ein Arbeiten in gebeugter Körperhaltung erfordern (z. B. Krankenschwester, Gärtner, Physiotherapeutin, Schlosser, Chirurg etc.), dann werden wir auch verstehen, was wir unseren Bandscheiben unbewusst alles zumuten und wie wichtig es daher ist, auf eine korrekte Körperhaltung zu achten.

Bücken in Normalstellung

- Treten Sie an den Gegenstand, den Sie aufheben wollen, dicht heran.
- Grätschen Sie leicht die Beine, halten Sie den Oberkörper aufrecht und gehen Sie in die Hocke. (Abb. 51)
- Richten Sie sich mit geradem Oberkörper wieder auf.

Bücken in Arbeitsposition

- Treten Sie dicht an die Arbeitsstelle heran.
- Halten Sie den Oberkörper gerade, nehmen Sie die Schrittstellung ein (vorderes Bein beugen, hinteres Bein strecken) und halten Sie die Hüfte gebeugt.
- Beim Arbeiten am Boden: Stellen Sie ein Bein angewinkelt auf und stützen Sie sich mit dem Knie des anderen Beins ab. (Abb. 52)

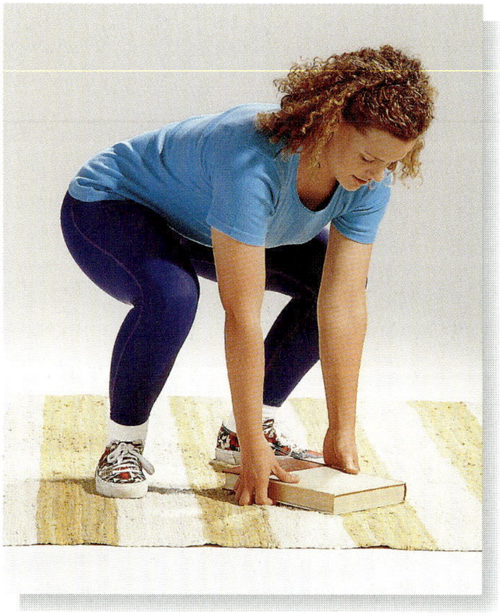

Abb. 51

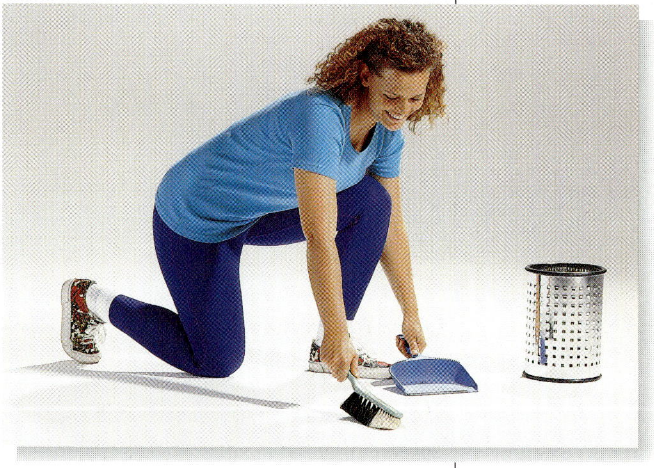

Abb. 52

Gönnen Sie Ihren Bandscheiben nach längerem oder häufigerem Bücken eine Erholung. Richten Sie Ihren Oberkörper zwischendurch immer einmal auf und beugen Sie Ihren Rücken fünf- bis zehnmal nach hinten durch, während Sie sich dabei mit den Händen in der Hüfte abstützen.

Dadurch erhalten die verformten Bandscheiben wieder ihre ursprüngliche Gestalt, und die Muskeln und Bänder werden entspannt.

Heben

Heben ist nicht „schwer“, es will nur gelernt sein. Trotzdem sollten Sie allzu schwere Lasten nicht alleine heben, sondern sich lieber Hilfe holen. Denn beim Heben lauern die meisten Gefahren für die Bandscheiben. Neigen Sie sich daher beim Heben niemals mit einem Rundrücken nach vorne, da hierdurch die Vorderseite der Bandscheiben übermäßig stark zusammengedrückt wird und der Gallertkern weit nach hinten ausweicht, sodass es leicht zu einer Vorwölbung oder einem Vorfall kommen kann. Beugen Sie daher stets bei gerade gehaltenem Rücken Ihre Hüft- und Kniegelenke, aus denen heraus schließlich auch die Hebebewegung erfolgt. Nur so werden die Bandscheiben gleichmäßig belastet, und der Gallertkern bleibt in seiner Mitte. Bedenken Sie bitte, die Hebearbeit wird nicht von der Rückenmuskulatur, sondern von der Bein- und Hüftmuskulatur geleistet.
Nach dem Heben schwerer Lasten sollten Sie Ihren strapazierten Bandscheiben wieder etwas Gutes tun: Beugen Sie in aufrechter Haltung Ihren Rücken fünf- bis zehnmal nach hinten durch, wobei Sie sich mit Ihren Händen in der Hüfte abstützen. Dies gilt auch, wenn Sie über längere Zeit normalgewichtige Gegenstände heben. Dann sollten Sie Ihren Bandscheiben zuliebe öfters einmal pausieren und sich mit einer solchen Entspannungsübung erholen.
Ein weiterer Gefahrenpunkt ist, dass man beim Heben unbewusst eine Drehbewegung ausführt. Das geschieht sehr häufig in ganz normalen Alltagssituationen wie z. B. beim Be- und Entladen des Kofferraums, beim Handwerken, bei der Haus- und Gartenarbeit, bei der Säuglings- und Krankenpflege und selbst bei der Büroarbeit, wenn man vom Schreibtisch aus Gegenstände aus einer tiefer gelegenen Schublade holt. Denken Sie also daran: Erst heben und dann drehen!

Legen Sie Ihr bisheriges Fehlverhalten beim Heben ab und prägen Sie sich die korrekte und bandscheibenschonende Hebetechnik ein:

- Treten Sie an den zu hebenden Gegenstand dicht heran.
- Grätschen Sie leicht die Beine, halten Sie den Oberkörper aufrecht und gehen Sie soweit in die Hocke, wie die Höhe des zu hebenden Gegenstandes es erfordert. (Abb. 53)
- Greifen Sie nach dem Gegenstand und führen Sie ihn zum Körper heran.
- Richten Sie sich in dieser Haltung mit geradem Oberkörper wieder auf. (Abb. 54)

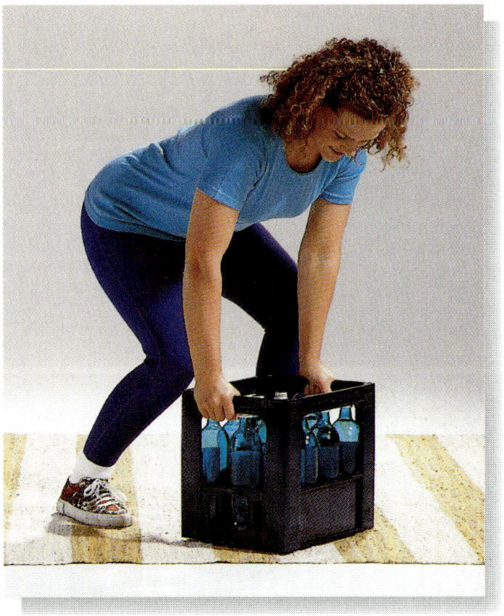

Abb. 53

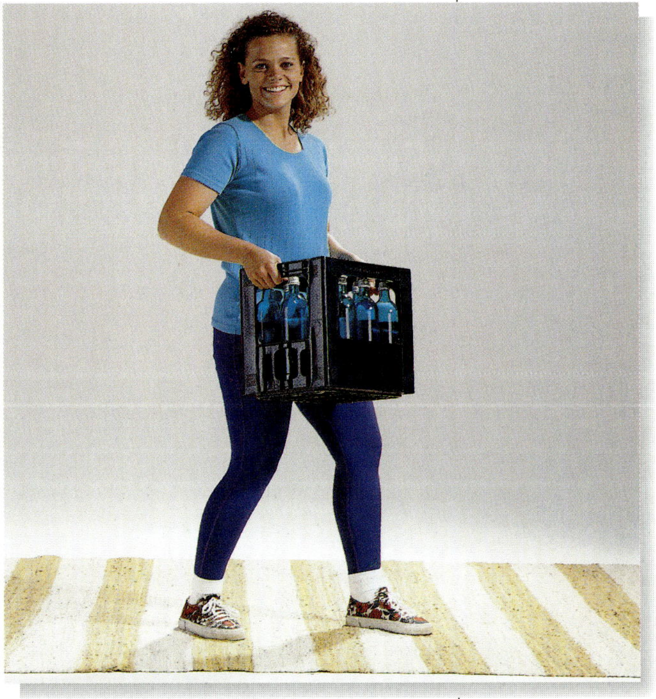

Abb. 54

Tragen

Auch beim Tragen muss der Rücken gerade gehalten werden. Einige Tragetechniken, die Sie sich einprägen sollten, helfen, Fehlbelastungen der Wirbelsäule und damit eine Überbeanspruchung der Bandscheiben zu vermeiden. Machen Sie einfach die zu transportierenden Lasten „leichter“, indem Sie diese Gegenstände so dicht wie möglich am Körper tragen. (Abb. 55) Achten Sie auch darauf, dass Sie die Wirbelsäule nicht zur Seite hin verbiegen. Dies geschieht in der Regel dann, wenn der Gegenstand (z. B. Einkaufstasche) nur mit einem Arm getragen wird. In diesem Falle empfiehlt es sich, die Wirbelsäule ausgleichend zur Gegenseite hin zu neigen. Noch besser ist es, beim Tragen die Arme abzuwechseln, und optimal, wenn man die zu transportierenden Lasten, soweit dies möglich ist, gleichmäßig auf beide Arme verteilt. (Abb. 56) Auf jeden Fall sollte man Gegenstände, die z. B. aufgrund ihrer Unhandlichkeit vom Körper entfernt gehalten werden, nicht tragen – eine andere Transportmöglichkeit muss gewählt werden.

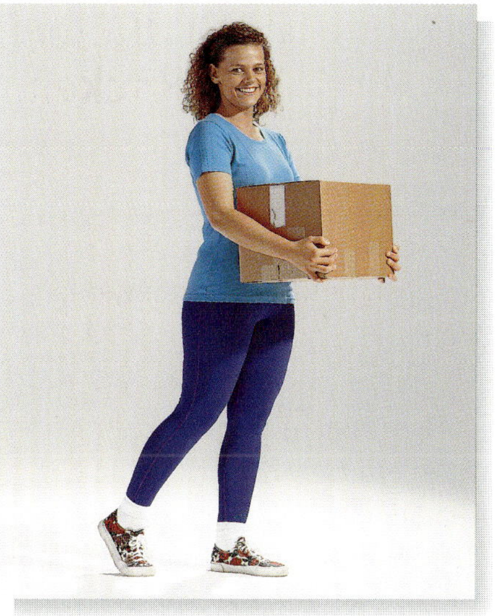

Abb. 55

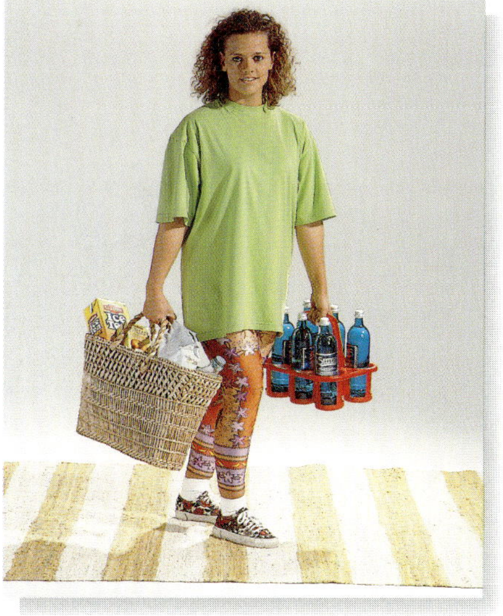

Abb. 56

Dehnung und Kräftigung der Rückenmuskulatur

Übung 1

Fersensitz unter Ablegung des Oberkörpers

- Nehmen Sie den Vierfüßlerstand ein, indem Sie den Körper auf den Knien und Handflächen abstützen. Spreizen Sie die Beine und Arme leicht und halten Sie den Kopf gerade in Verlängerung der Wirbelsäule. Die Finger zeigen leicht gespreizt nach vorne und die Füße liegen auf dem Fußrücken.
- Schieben Sie nun Ihren Körper mit gestreckten Armen langsam in Richtung Fersen. (Abb. 57)
- Verweilen Sie in dieser Position etwa 2 Minuten.

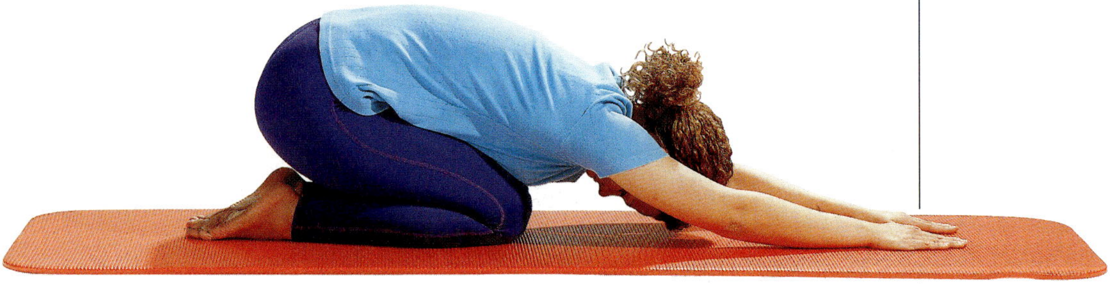

Abb. 57

Übung 2

Diagonales Abheben von Arm und Bein in Bauchlage

- Nehmen Sie die Bauchlage ein und legen Sie die Stirn auf den übereinanderliegenden Händen ab. Halten Sie die gestreckten Beine leicht gegrätscht. (Abb. 58)
- Strecken Sie beide Arme nach vorne aus und stellen Sie gleichzeitig beide Füße auf die Zehen.
- Strecken Sie beide Beine durch, wobei sich die Knie mit den Unterschenkeln von der Unterlage abheben und die Zehen durch das Gewicht der Beine belastet werden.

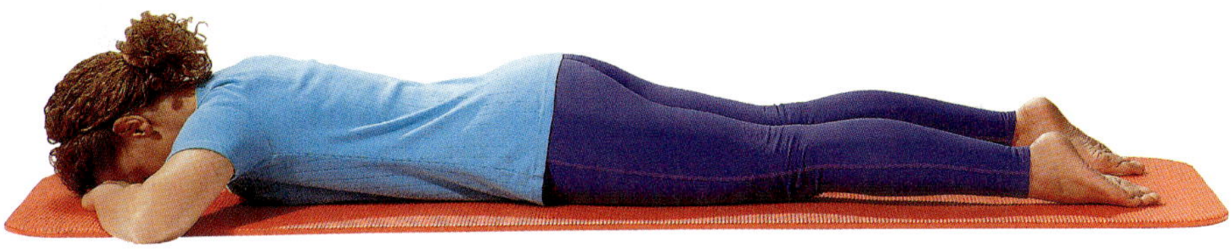

Abb. 58

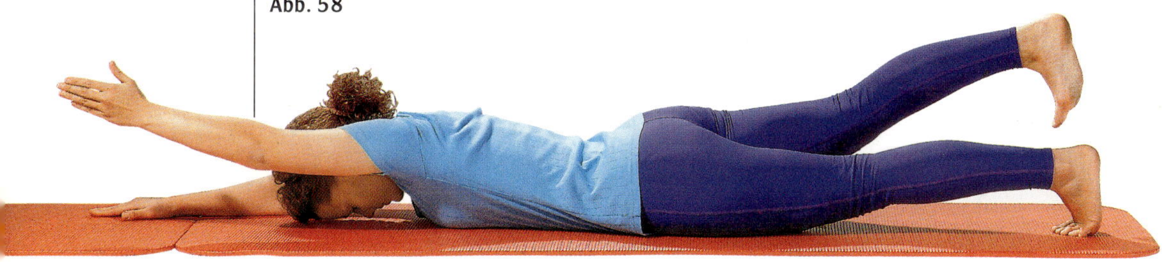

Abb. 59

- Heben Sie nun das gestreckte linke Bein leicht an und schieben Sie dabei die Ferse nach unten heraus (vom Körper weg).
- Heben Sie jetzt den linken Arm an (Daumen zeigt zur Decke) und versuchen Sie, die Streckung des Arms noch zu steigern. (Abb. 59)
- Verweilen Sie in dieser Position etwa 7 Sekunden lang und nehmen Sie dann die Ausgangsstellung wieder ein.
- Wiederholen Sie die Übung 5-mal.
- Führen Sie nun die gleiche Übung mit dem anderen Bein und Arm aus; wiederholen Sie ebenfalls 5-mal.

Bauchmuskeltraining ohne Hilfsmittel

Übung 1

Gerade Bauchmuskulatur

- Nehmen Sie die Rückenlage ein und stellen Sie die Füße schulterbreit auf der Unterlage auf. (Abb. 60)
- Falten Sie nun vor der Brust die Hände und führen Sie diese mit gestrecken Armen unter leichter Anhebung des Oberkörpers zwischen die Knie. (Abb. 61)
- Verweilen Sie kurz in dieser Position, nehmen Sie dann den Oberkörper mit ausgestreckten Armen zurück und führen diese sofort wieder in Richtung Knie.
- Führen Sie diese Übung insgesamt 10-mal aus.

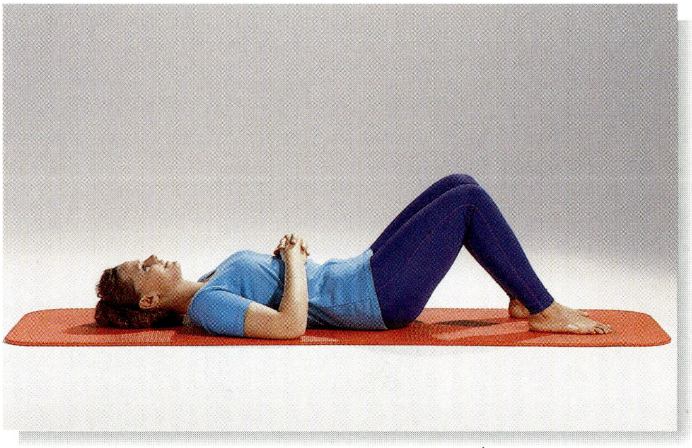

Abb. 60

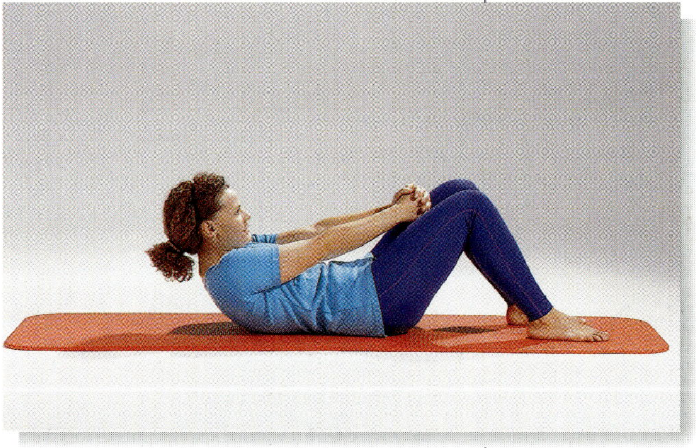

Abb. 61

Übung 2

Schräge Bauchmuskulatur

- Nehmen Sie die Rückenlage ein und stellen Sie die Füße schulterbreit auf der Unterlage auf.
- Falten Sie vor der Brust die Hände und führen Sie diese mit gestreckten Armen unter leichter Anhebung des Oberkörpers am rechten Knie vorbei. (Abb. 62)
- Verweilen Sie kurz in dieser Position, nehmen Sie den Oberkörper mit ausgestreckten Armen zurück und führen diese sofort wieder am rechten Knie vorbei.
- Führen Sie diese Übung insgesamt 10-mal aus.
- Führen Sie die gleiche Übung „am linken Knie vorbei“ aus.

Übung 3

Tiefe Bauchmuskulatur

- Nehmen Sie die Rückenlage ein und stellen Sie die Füße schulterbreit auf der Unterlage auf.
- Falten Sie die Hände vor der Brust und strecken Sie die Arme unter leichter Anhebung des Oberkörpers senkrecht zur Decke.
- Verweilen Sie kurz in dieser Position, nehmen Sie den Oberkörper mit ausgestreckten Armen zurück und strecken Sie die Arme mit gefalteten Händen gleich wieder zur Decke. (Abb. 63)
- Führen Sie diese Übung 10-mal aus.

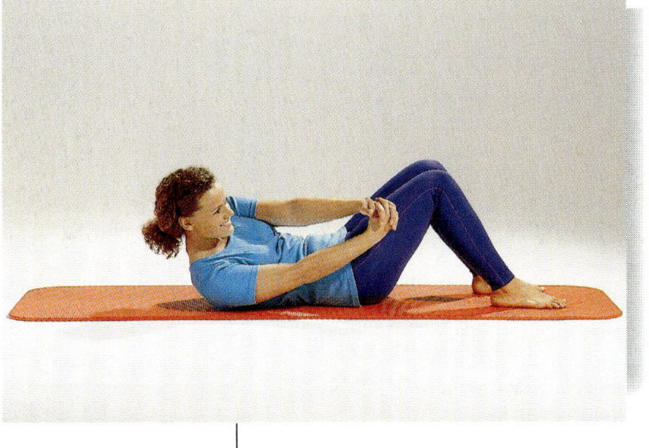

Abb. 62

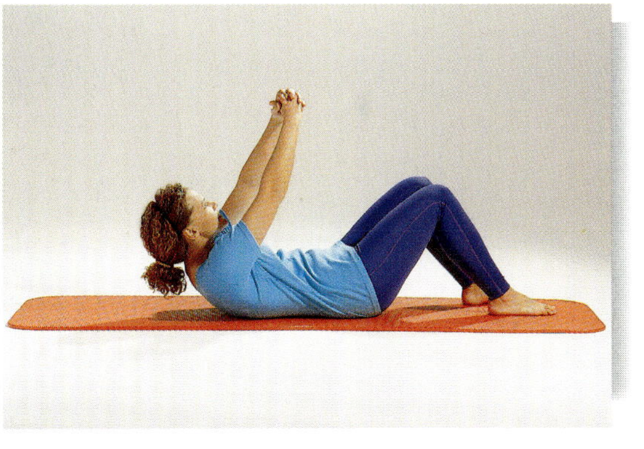

Abb. 63

Rückenmuskeltraining ohne Hilfsmittel

Übung 1

Wechselseitige Beinabhebung im Vierfüßlerstand

- Nehmen Sie den Vierfüßlerstand ein. (Abb. 64)
- Ziehen Sie das rechte Knie zum Bauch heran (Abb. 65) und strecken Sie es sofort wieder nach hinten weg, wobei Sie die Ferse gegen einen gedachten Widerstand stemmen. Den Kopf halten Sie dabei in Verlängerung der Wirbelsäule. (Abb. 66)
- Führen Sie diese Übung 10-mal aus.
- Danach führen Sie die gleiche Übung mit dem linken Bein aus.

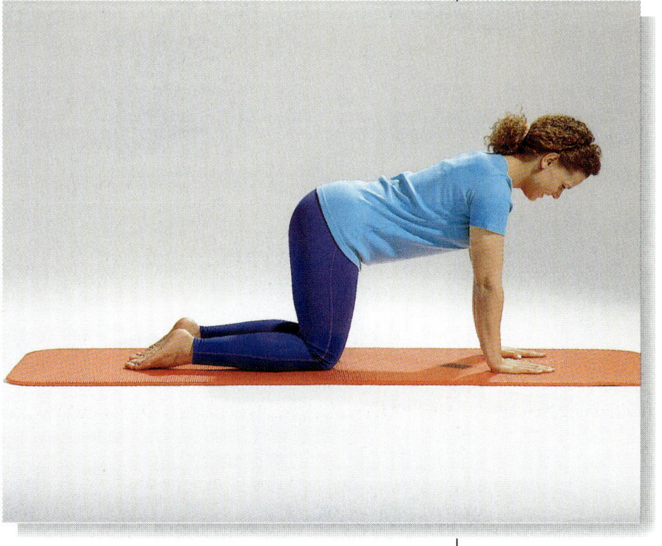

Abb. 64

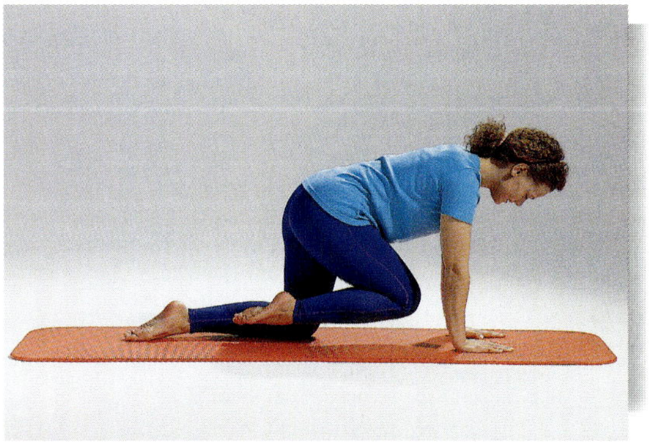

Abb. 65

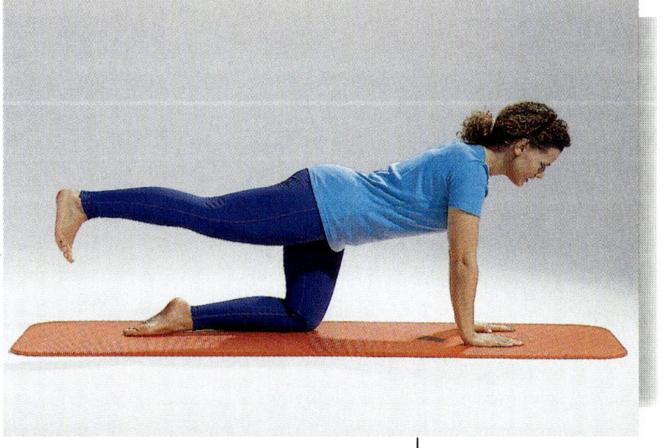

Abb. 66

Übung 2

Diagonales Abheben von Arm und Bein im Vierfüßlerstand

- Nehmen Sie den Vierfüßlerstand ein.
- Strecken Sie den linken Arm nach vorne aus (der Daumen zeigt dabei zur Decke) und gleichzeitig das rechte Bein nach hinten. (Abb. 67)
- Verweilen Sie in dieser Position etwa 7 Sekunden.
- Führen Sie nun den Arm und das Bein in die Ausgangsstellung zurück und führen Sie diese Übung insgesamt 5-mal aus.
- Führen Sie die gleiche Übung mit dem rechten Arm und dem linken Bein aus.

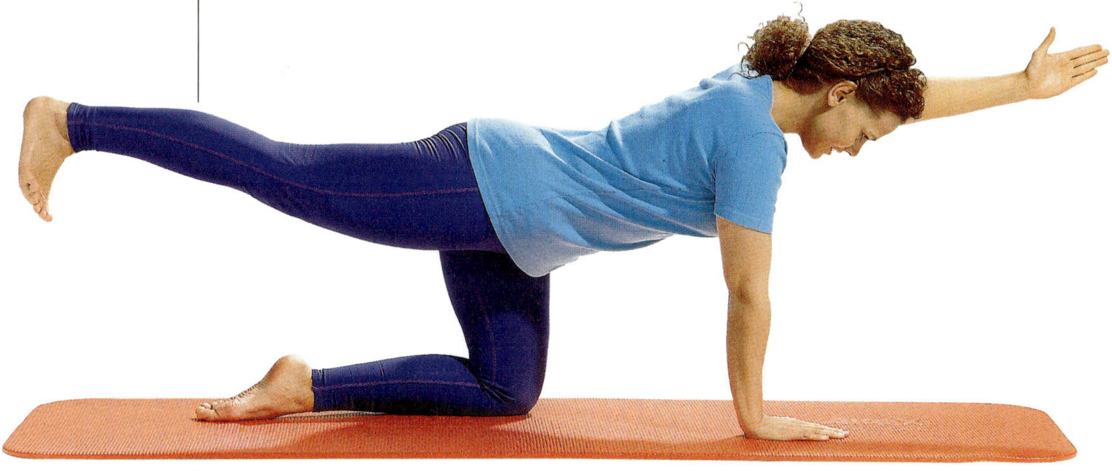

Abb. 67

Bauchmuskeltraining mit der Kugelhantel

Übung 1

Gerade Bauchmuskulatur

- Nehmen Sie die Rückenlage ein und legen Sie evtl. ein kleines Kissen unter den Kopf. (Abb. 68)
- Beugen Sie die Hüft- und Kniegelenke im Winkel von 90° und überkreuzen Sie die Unterschenkel in Knöchelhöhe.
- Führen Sie nun die in den Händen gehaltenen Kugelhanteln mit gestreckten Armen an den Knien vorbei und bewegen Sie dann zuerst den rechten gestreckten Arm nach vorne und dann den linken. (Abb. 69) Dieses wechselseitige Vorstrecken führen Sie 10-mal aus.

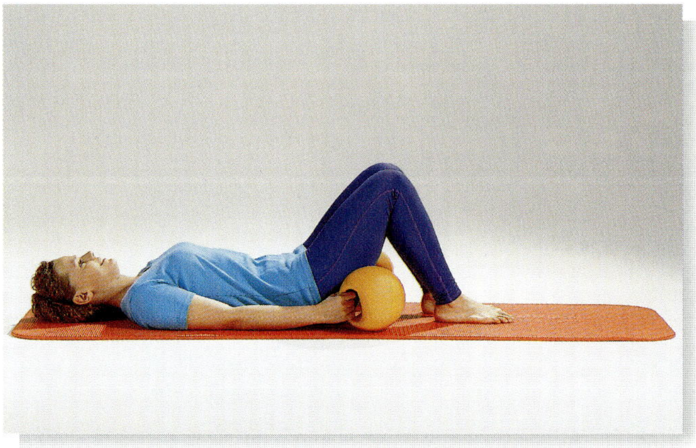

Abb. 68

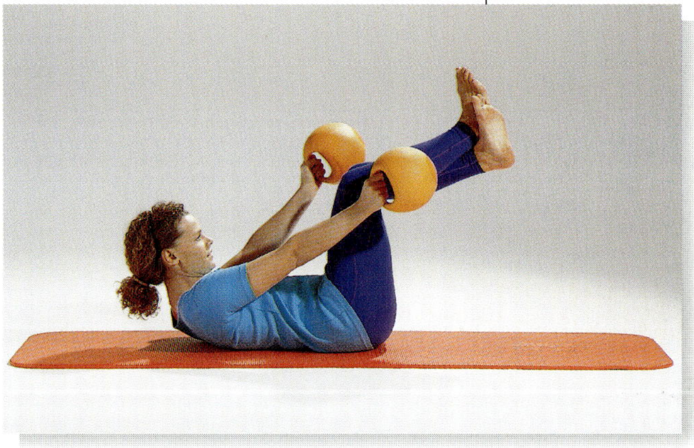

Abb. 69

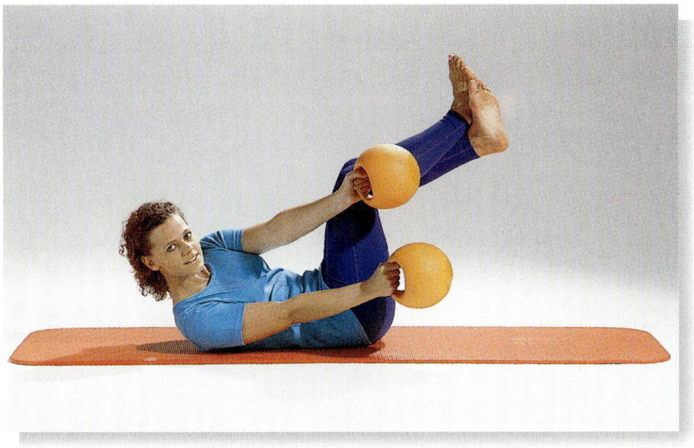

Abb. 70

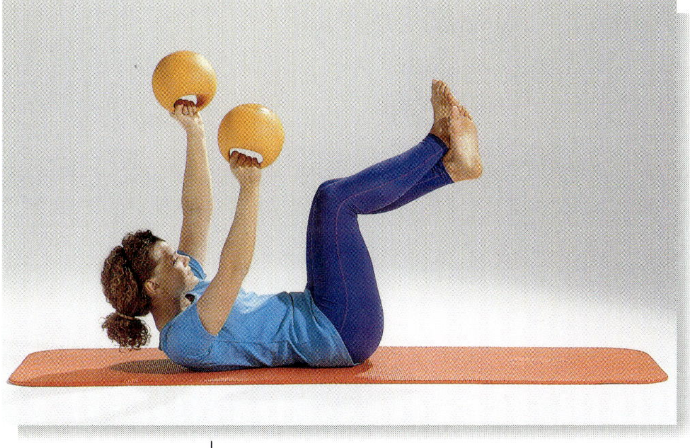

Abb. 71

Übung 2

Schräge Bauchmuskulatur

- Nehmen Sie die Ausgangsstellung wie bei Übung 1 ein.
- Führen Sie nun die in den Händen gehaltenen Kugelhanteln mit gestreckten Armen unter Anheben des Oberkörpers zunächst 10-mal am rechten Knie und dann 10-mal am linken Knie vorbei. (Abb. 70)

Übung 3

Tiefe Bauchmuskulatur

- Nehmen Sie die Ausgangsstellung wie bei Übung 1 ein.
- Strecken Sie beide Arme mit den Kugelhanteln senkrecht zur Decke.
- Stemmen Sie nun unter Anhebung des Oberkörpers zunächst die rechte Kugelhantel und dann die linke zur Decke. (Abb. 71) Führen Sie dieses wechselseitige Hochstemmen insgesamt 10-mal aus.

Rückenmuskeltraining mit der Kugelhantel

Übung 1
Wechselseitiges Vorstrecken der Arme in Bauchlage

- Nehmen Sie die Bauchlage ein.
- Stellen Sie die Fußzehen auf der Unterlage auf, sodass sich Ihre Unterschenkel von der Unterlage abheben. Spannen Sie Ihr Gesäß an (Pobacken zusammenkneifen). (Abb. 72)

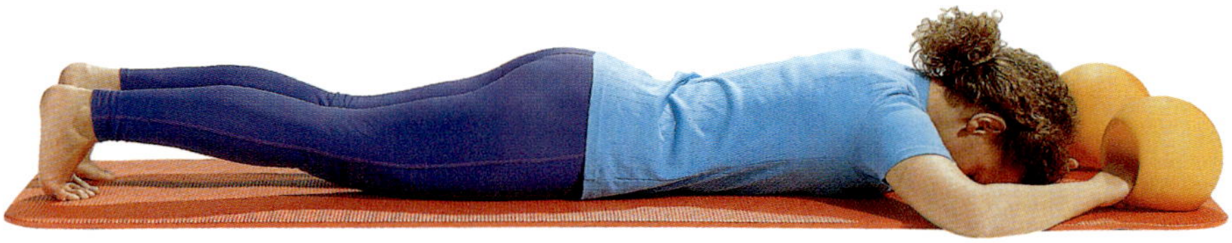

Abb. 72

- Winkeln Sie die Arme mit den Kugelhanteln langsam an und ziehen Sie dabei die beiden Schulterblätter zur Wirbelsäule hin.
- Strecken Sie nun den rechten Arm nach vorne und beugen Sie ihn wieder an. Danach strecken und beugen Sie den linken Arm. (Abb. 73)

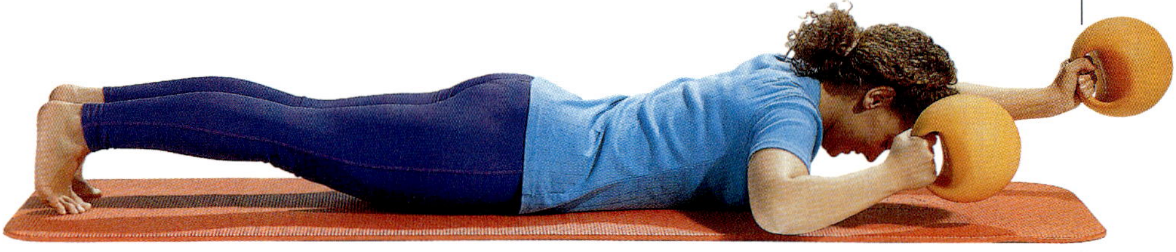

Abb. 73

Übung 2

Beidseitiges Vorstrecken der Arme in Bauchlage

- Die gleiche Übung wie zuvor mit dem Unterschied, dass Sie beide Arme gleichzeitig nach vorne strecken (Abb. 74) und wieder anbeugen. (Abb. 75)
- Auch diese Übung führen Sie 10-mal aus.

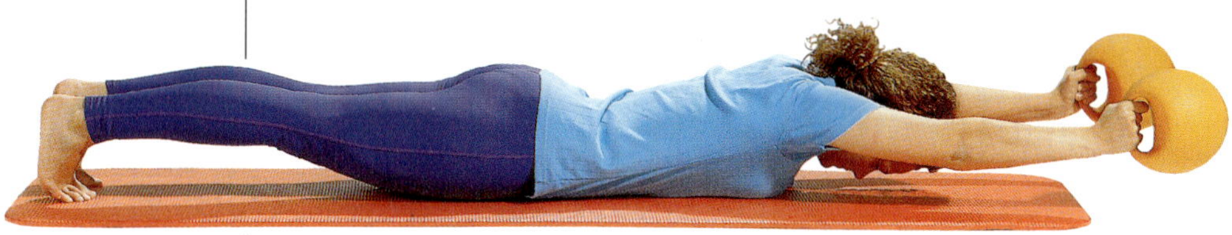

Abb. 74

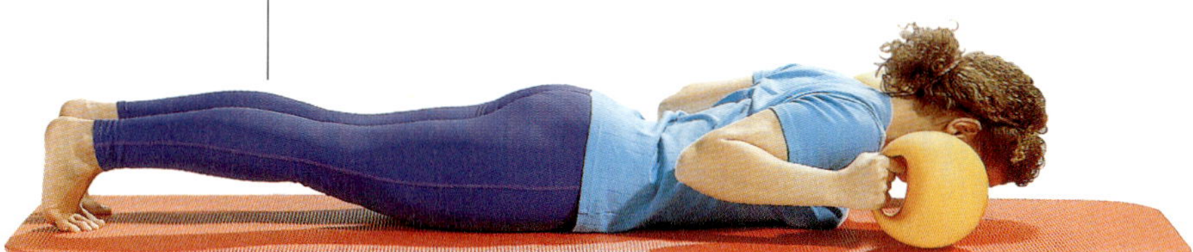

Abb. 75

Entspannung durch Entlastung

Stufenlagerung auf dem Gymnastikball

- Nehmen Sie die Rückenlage ein und legen Sie evtl. ein kleines Kissen unter den Kopf.
- Legen Sie beide Unterschenkel auf den Gymnastikball.
- Schließen Sie die Augen und lassen Sie Ruhe einkehren. (Abb. 76)
- Mitunter trägt es zur Entspannung bei, wenn Sie mit den Unterschenkeln auf dem Gymnastikball hin und her rollen.
- Nehmen Sie sich für diese Entlastungshaltung mindestens 15 Minuten Zeit.

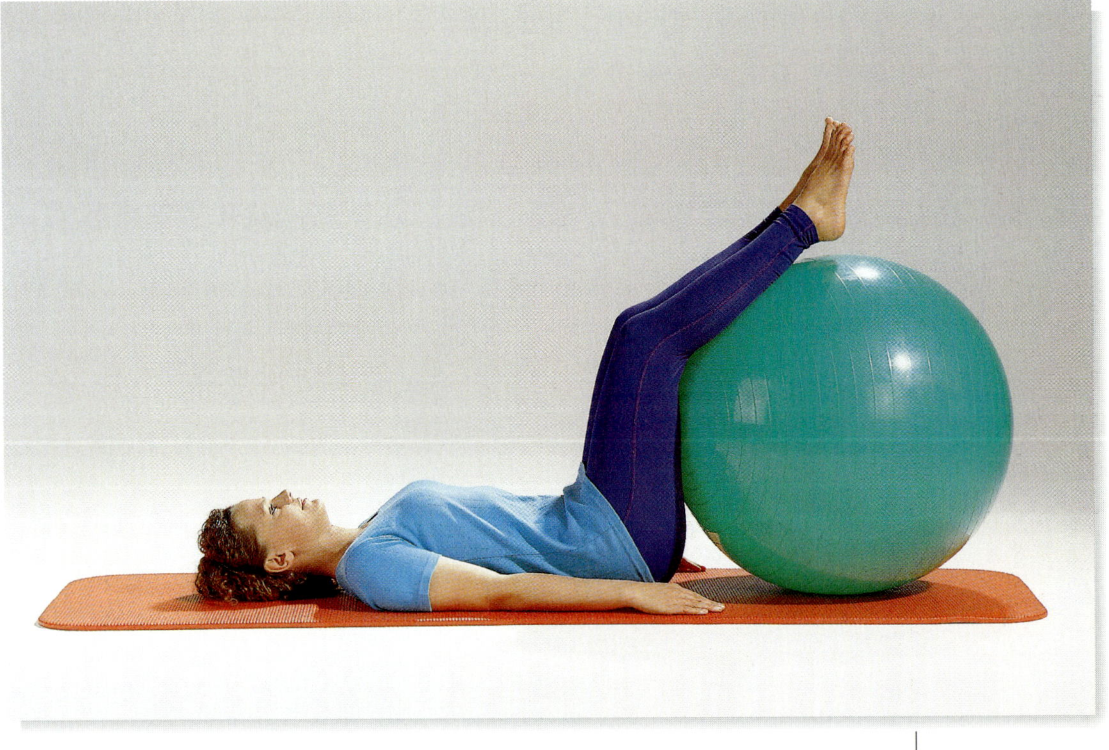

Abb. 76

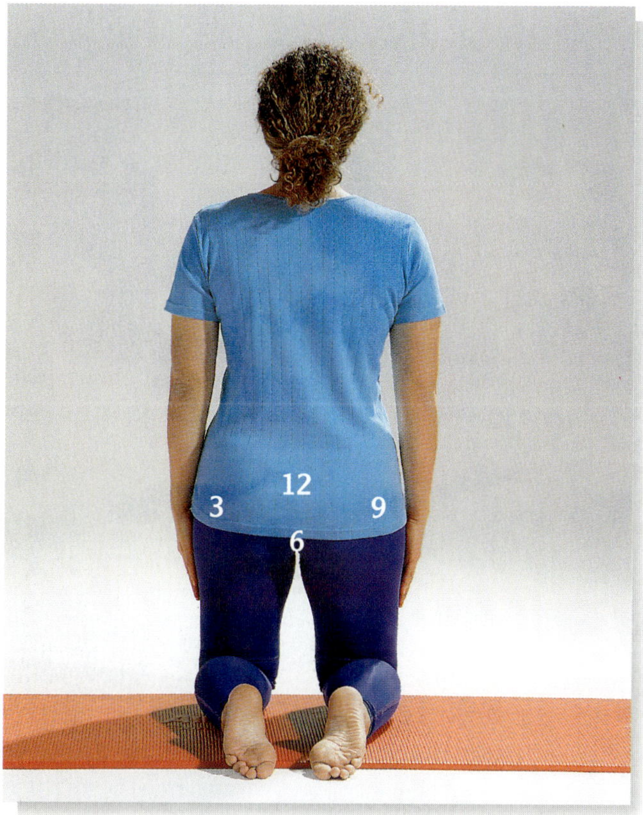

Abb. 77

Feldenkrais-Uhr

Lendenwirbelsäule

- Nehmen Sie die Rückenlage ein und legen Sie ein flaches Kissen unter den Kopf.
- Stellen Sie beide Füße auf eine Unterlage, wobei die Fußspitzen leicht nach außen zeigen.
- Legen Sie beide Arme entspannt am Körper entlang ab.
- Schließen Sie die Augen und lassen Sie Ruhe einkehren.
- Nun stellen Sie sich unter dem Kreuzbein ein Zifferblatt vor, auf dem die Zahlen 12 in Richtung Becken, 6 in Richtung Steißbein, 3 zur linken und 9 zur rechten Gesäßhälfte zeigen.
- Bewegen Sie nun auf der Unterlage das Kreuzbein zwischen den Zahlen 6 und 12 langsam, immer den Kontakt zur Unterlage spürend, hin und her. Das Becken wird hierbei – kaum sichtbar – aufgerichtet und gekippt. (Abb. 77)
- Atmen Sie während dieser Übung ganz ruhig und entspannt.
- Führen Sie diese Übung insgesamt 20-mal aus.
- Bewegen Sie nun das Kreuzbein zwischen den Zahlen 3 und 9 langsam, immer den Kontakt zur Unterlage haltend, seitlich hin und her.
- Führen Sie diese Übung ebenfalls insgesamt 20-mal aus.
- Beschreiben Sie jetzt auf der Unterlage mit dem Kreuzbein von der Zahl 12 über die Zahlen 3, 6 und 9 – immer den Kontakt zur Unterlage haltend – einen Kreis und führen Sie diese Übung 20-mal aus.
- Führen Sie die Übung in entgegengesetzter Richtung aus.

Feldenkrais-Uhr

Kopf

- Nehmen Sie die Rückenlage ein, aber legen Sie bitte kein Kissen unter den Kopf.
- Führen Sie nun – wie zuvor – die gleichen Übungen auf dem imaginären Zifferblatt mit dem Kopf aus. (Abb. 78 und 79)

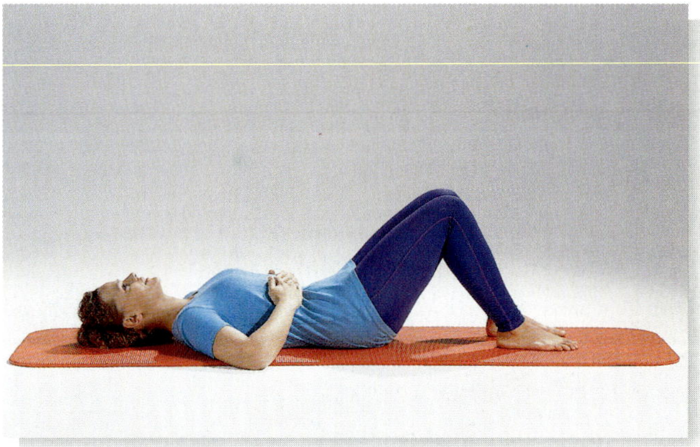

Abb. 78

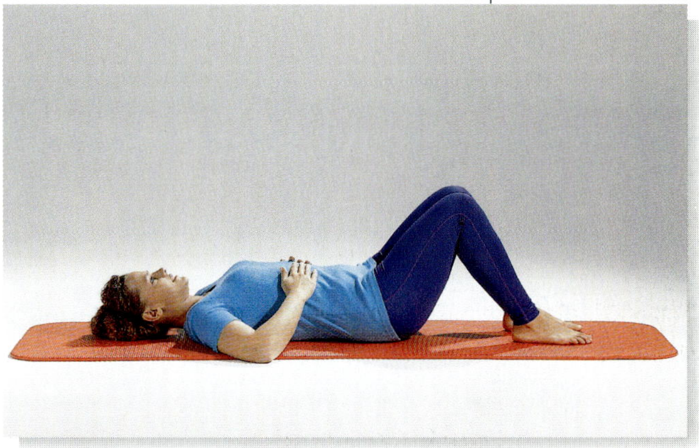

Abb. 79

Dehnung der Arm- und Beinmuskulatur

Bandscheibenerkrankte neigen dazu, ihren Schmerzen mit Schonhaltungen auszuweichen, und so werden über einen längeren Zeitraum nicht selten aus Schonhaltungen gar Fehlhaltungen. In der Folge verkürzt sich die nicht beanspruchte Muskulatur und das Bewegungsausmaß wird eingeschränkt. Daher werden mit gezielten Übungen bestimmte Muskelgruppen gedehnt, um ihre volle Funktionstüchtigkeit wiederherzustellen. Solche Übungen dürfen aber auf keinen Fall Schmerzen auslösen, weshalb Muskeldehnungen nur langsam gesteigert werden dürfen. Operierte Bandscheibenpatienten sollten mit Dehnungsübungen nur in Absprache mit ihrem Arzt und nicht vor Ablauf der 8. Woche nach der Operation beginnen.

Übung 1

Hüftbeuger und Kniestrecker

- Stützen Sie sich mit der rechten Hand an der Wand ab und umfassen Sie mit der linken Hand den linken Fußrücken.
- Ziehen Sie mit der linken Hand das Bein nach hinten und oben, während Sie den Fußrücken in die Streckungsrichtung drücken. (Abb. 80)
- Bleiben Sie in dieser Position etwa 7 Sekunden lang, führen Sie die Übung 5- bis 7-mal aus.
- Führen Sie die gleiche Übung mit dem rechten Bein aus.

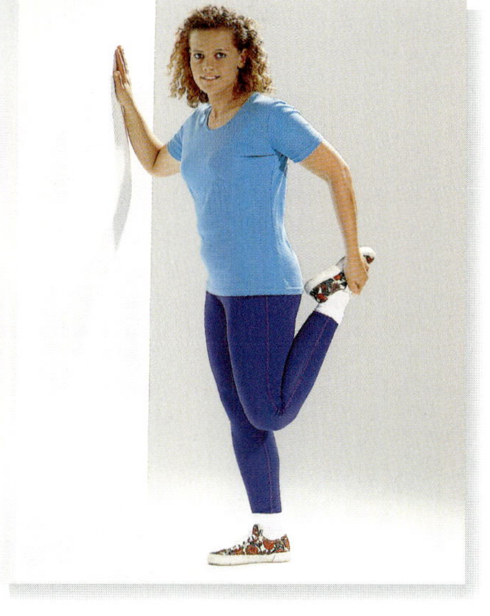

Abb. 80

Übung 2

Innere Oberschenkelmuskulatur

- Nehmen Sie den Grätschstand ein und lassen Sie die Arme locker am Körper herabhängen. Die Fußspitzen zeigen nach vorne.
- Legen Sie die rechte Fußinnenseite auf einen Hocker/Kasten ab und drücken Sie mit der Fußinnenseite gegen die Sitzfläche. (Abb. 81)
- Verweilen Sie in dieser Position etwa 7 Sekunden.
- Lösen Sie die Spannung und führen Sie die Übung 5- bis 7-mal aus.
- Führen Sie die gleiche Übung mit dem linken Bein aus.

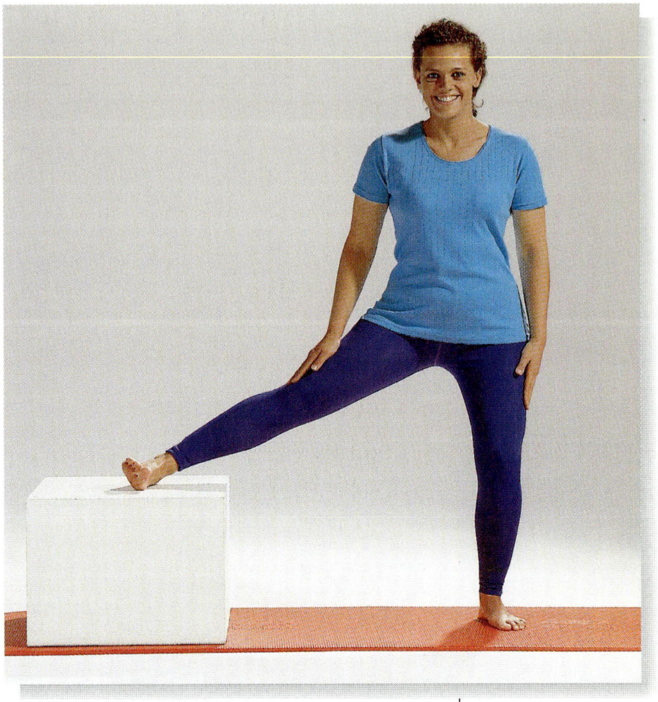

Abb. 81

Übung 3

Hintere Oberschenkelmuskulatur

- Nehmen Sie die Rückenlage auf festem Untergrund (Fußboden, Matte, Liege o. Ä.) ein und legen Sie ein Kissen unter den Kopf.
- Stellen Sie die Füße auf.
- Bringen Sie Beine und Füße in eine leichte Grätschstellung.
- Beugen Sie beide Knie im Winkel von 90° an.
- Legen Sie beide Arme entspannt am Körper entlang ab.
- Heben Sie das linke Bein an und umfassen Sie mit beiden Händen den Oberschenkel in Höhe der Kniekehle.
- Strecken Sie nun das Bein bis zur Bewegungsgrenze zur Decke hin und ziehen Sie dabei die Fußspitze zu sich heran. (Abb. 82, S. 108)
- Verweilen Sie in dieser Position etwa 7 Sekunden lang.

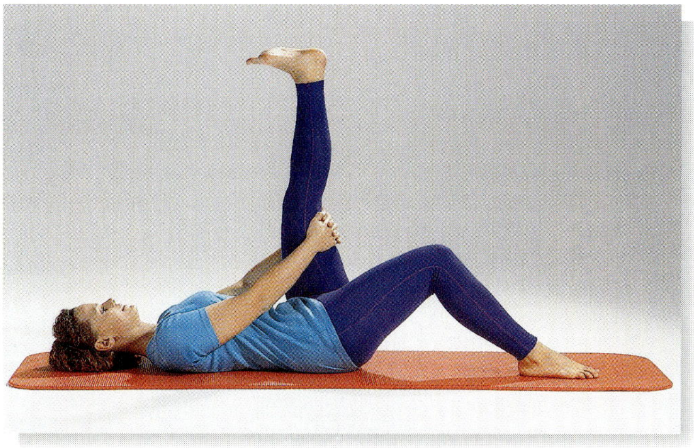

Abb. 82

- Lösen Sie dann die Spannung und nehmen Sie die Ausgangsstellung wieder ein.
- Führen Sie die Übung 5- bis 7-mal aus.
- Führen Sie die gleiche Übung mit dem rechten Bein aus.

Übung 4

Wadenmuskulatur

- Stützen Sie in Schrittstellung (rechtes Bein nach vorne gebeugt, linkes Bein nach hinten gestreckt) den Körper mit den Händen gegen eine Wand ab.
- Verlagern Sie das Gewicht nach vorne, wobei die Fersen stehen bleiben. (Abb. 83)
- Verweilen Sie in dieser Position etwa 7 Sekunden.
- Verlagern Sie nun wieder das Gewicht zur Körpermitte hin.
- Führen Sie die Übung 5- bis 7-mal aus.

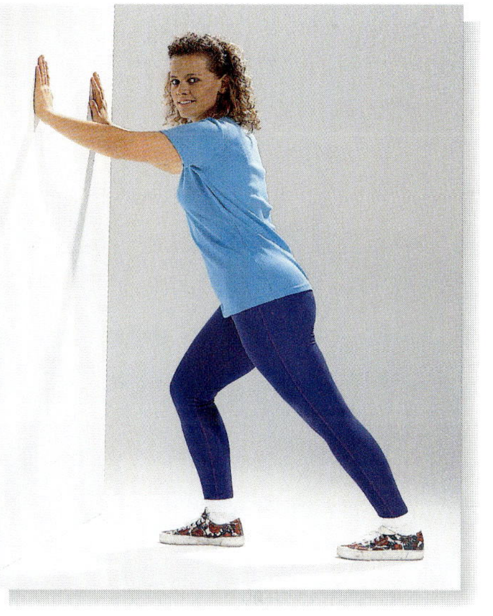

Abb. 83

- Führen Sie die gleiche Übung in umgekehrter Position (linkes Bein nach vorne gebeugt, rechtes Bein nach hinten gestreckt) aus.

Übung 5

Brustmuskulatur

- Nehmen Sie die Schrittstellung (rechtes Bein nach vorne gebeugt, linkes nach hinten gestreckt) in einem Türrahmen ein, wobei beide Unterarme seitlich im Türrahmen aufliegen. (Abb. 84)
- Verlagern Sie das Körpergewicht nach vorne.
- Verweilen Sie in dieser Position etwa 7 Sekunden lang und führen Sie die Übung 5- bis 7-mal aus.
- Führen Sie die gleiche Übung in umgekehrter Position (linkes Bein nach vorne gebeugt, rechtes nach hinten gestreckt) aus.

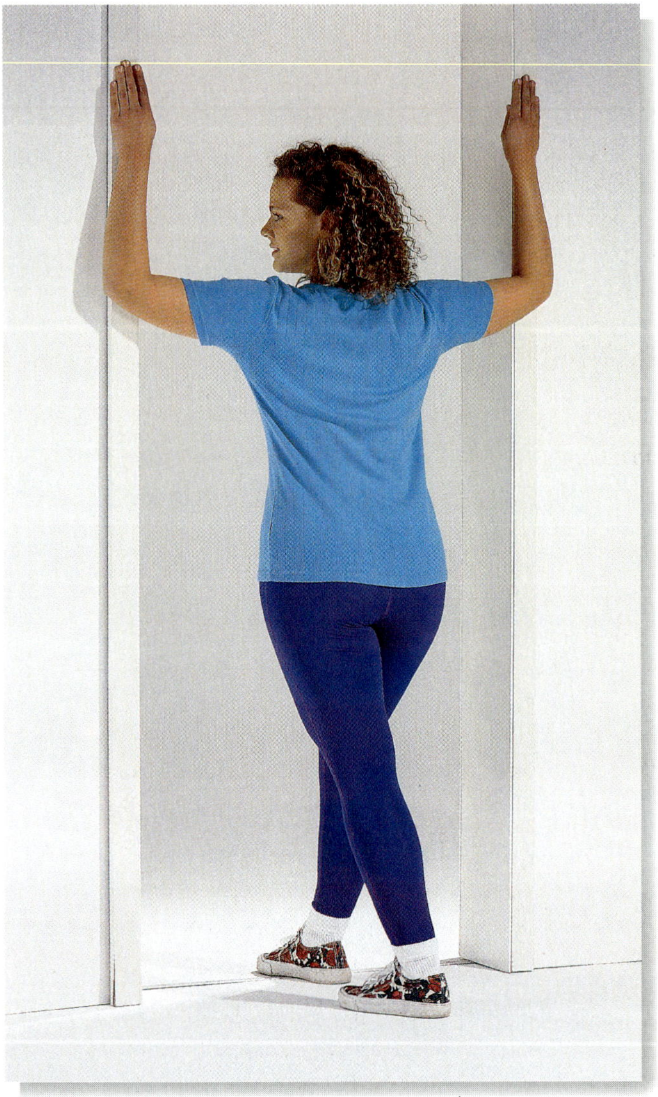

Abb. 84

Bauchmuskeltraining mit dem Gymnastikball

Die nachfolgenden Übungen setzen jeweils folgende **Ausgangsstellung** voraus:

- Nehmen Sie die Rückenlage ein und legen Sie den Kopf evtl. auf ein flaches Kissen.
- Legen Sie beide Beine so auf den Therapieball, dass die Knie- und Hüftgelenke im Winkel von 90° gebeugt werden.
- Legen Sie die Arme entspannt am Körper entlang ab. (Abb. 85)
- Drücken Sie beide Unterschenkel auf den Therapieball und ziehen Sie diesen zum Gesäß heran, wobei Sie die Fußspitzen hochziehen.
- Spannen Sie das Gesäß an (Pobacken zusammenkneifen).

Übung 1

Gerade Bauchmuskulatur

- Nehmen Sie die Ausgangsstellung ein.
- Legen Sie beide Hände auf den Schultern ab.
- Führen Sie nun die Ellenbogen zueinander.
- Heben Sie den Oberkörper von der Unterlage ab (Abb. 86) und führen Sie jetzt soweit wie möglich den rechten Ellenbogen zum rechten Oberschenkel und den linken Ellenbogen zum linken Oberschenkel.
- Legen Sie sich mit dem Oberkörper wieder etwas zurück und wiederholen Sie diese Übung 9-mal.

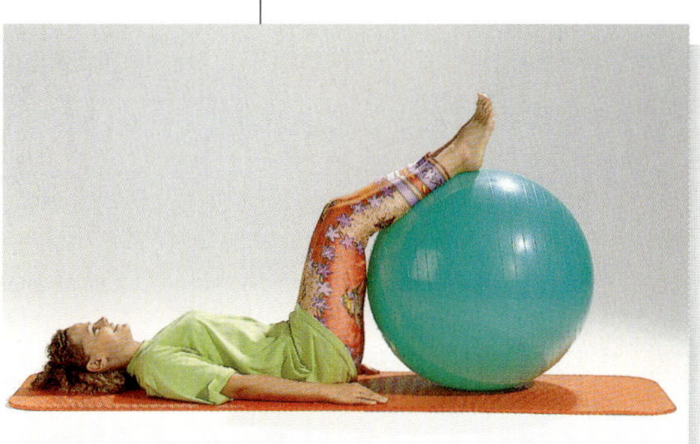

Abb. 85

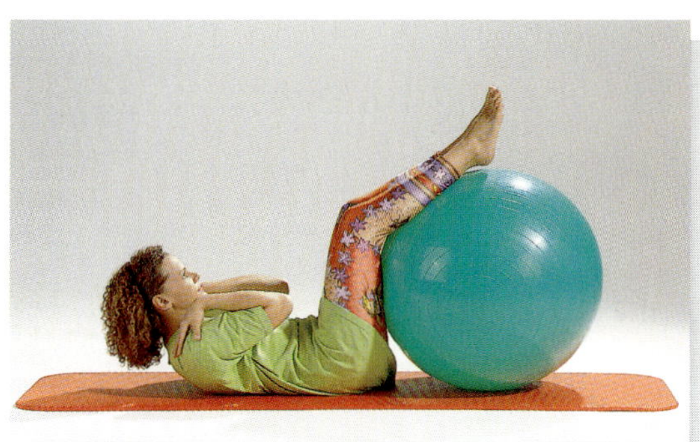

Abb. 86

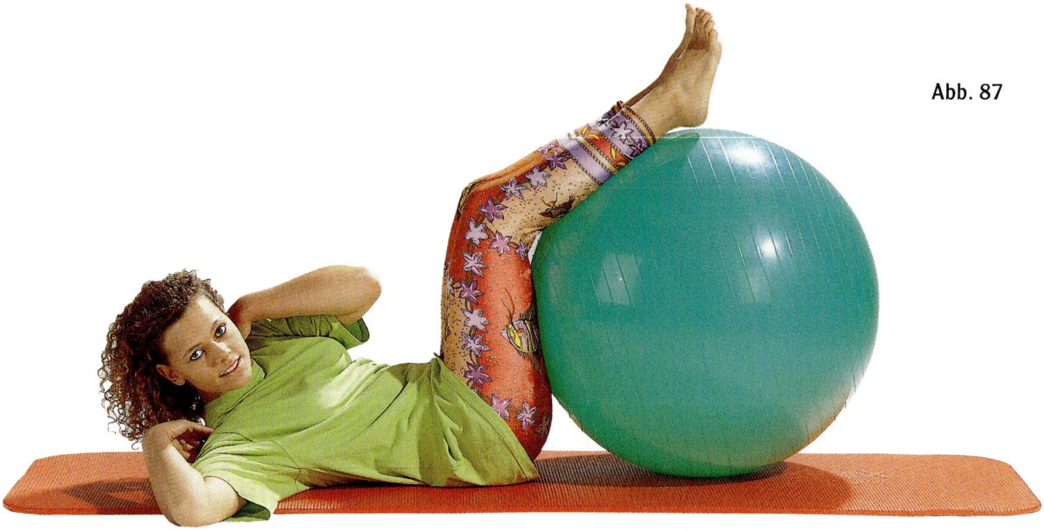

Abb. 87

Übung 2

Schräge Bauchmuskulatur

- Nehmen Sie die Ausgangsstellung ein.
- Legen Sie beide Hände auf den Schultern ab.
- Führen Sie zunächst den rechten Ellenbogen zum linken Oberschenkel und wiederholen Sie diese Übung 9-mal.
- Führen Sie den linken Ellenbogen zum rechten Oberschenkel (Abb. 87) und wiederholen Sie diese Übung ebenfalls 9-mal.

Übung 3

Tiefe Bauchmuskulatur

- Nehmen Sie die Ausgangsstellung ein.
- Legen Sie beide Hände auf den Schultern ab.
- Führen Sie die Ellenbogen zueinander. Die Ellenbogenspitzen zeigen senkrecht zur Decke.
- Heben Sie den Oberkörper von der Unterlage ab, führen Sie die Ellenbogen weiter zur Decke (Abb. 88) und wiederholen Sie diese Übung 9-mal.

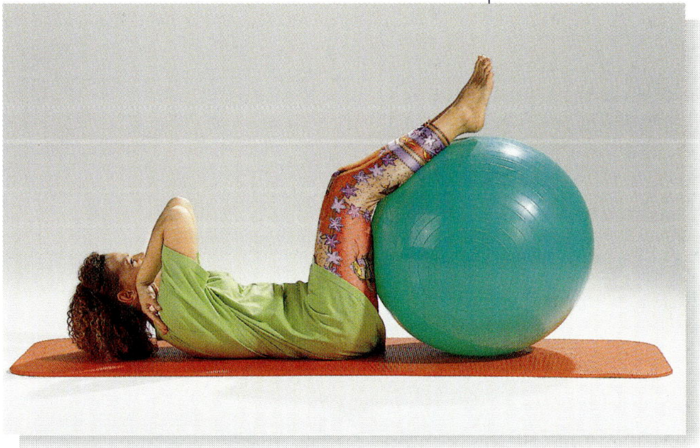

Abb. 88

Rückenmuskeltraining mit dem Gymnastikball

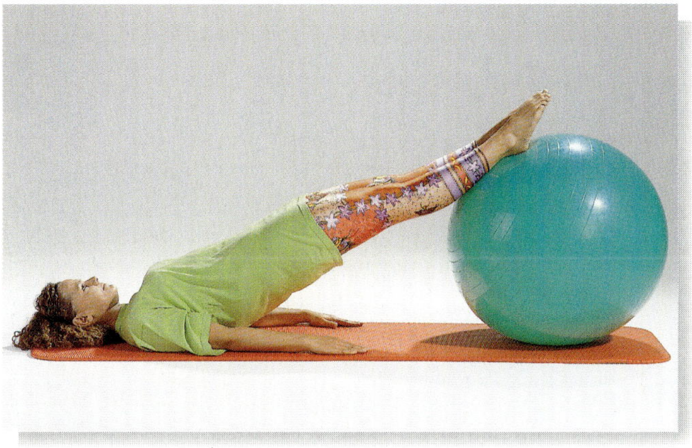

Abb. 89

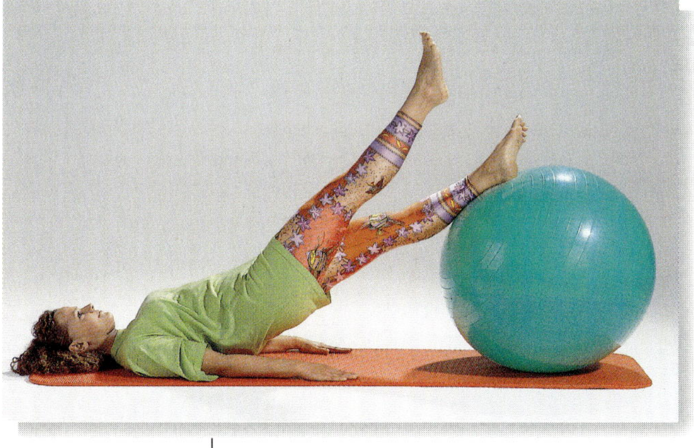

Abb. 90

- Heben Sie in dieser Weise die Beine im Wechsel insgesamt 10-mal ab.

Übung 1

Becken heben und senken

- Nehmen Sie die Ausgangsstellung (siehe Seite 110) ein.
- Kneifen Sie die Pobacken zusammen und heben Sie das Gesäß soweit wie möglich hoch, wobei Sie Arme und Schulterblätter auf die Unterlage drücken. (Abb. 89)
- Senken Sie das Gesäß ab (nicht ablegen!) und wiederholen Sie diese Übung 9-mal.

Übung 2

Wechselseitiges Beinabheben

- Nehmen Sie die Ausgangsstellung (siehe Seite 110) ein.
- Kneifen Sie die Pobacken zusammen und heben Sie das Gesäß soweit wie möglich von der Unterlage ab, wobei Sie Arme und Schulterblätter auf die Unterlage drücken.
- Heben Sie nun das rechte Bein vom Gymnastikball ab, halten Sie es kurzzeitig und legen es schließlich wieder ab. Führen Sie anschließend die gleiche Übung mit dem linken Bein aus. (Abb. 90)

Ganzkörpertraining

Übung 1

Seitlicher Unterarmstütz mit angewinkelten Beinen

- Nehmen Sie die rechte Seitlage ein und stützen Sie den Körper mit dem rechten Unterarm ab.
- Winkeln Sie die Beine leicht an, sodass der Rumpf mit den Fersen eine gerade Linie bildet.
- Legen Sie den linken Arm am Körper entlang ab. (Abb. 91)
- Spannen Sie das Gesäß an (Pobacken zusammenkneifen) und heben Sie es etwas von der Unterlage ab. (Abb. 92)
- Verweilen Sie in dieser Position etwa 7 Sekunden lang.

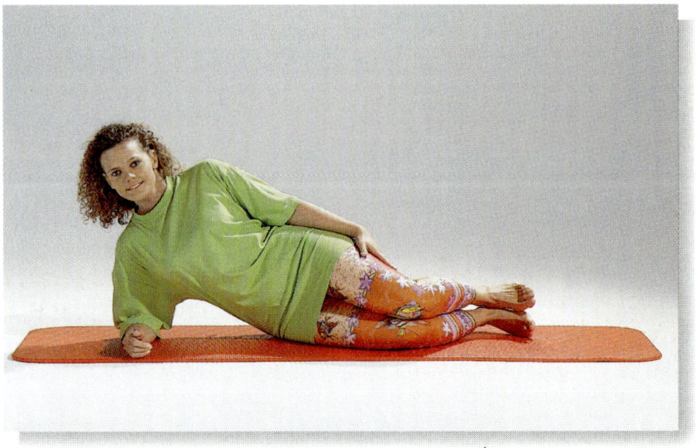

Abb. 91

- Nehmen Sie dann die Ausgangsstellung wieder ein und lösen Sie die Spannung.
- Führen Sie diese Übung 5- bis 7-mal aus.
- Üben Sie in der gleichen Weise auf der linken Seite.

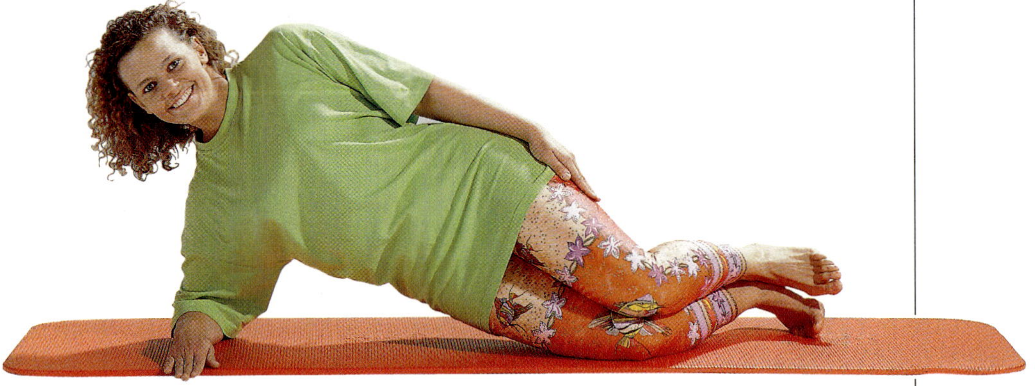

Abb. 92

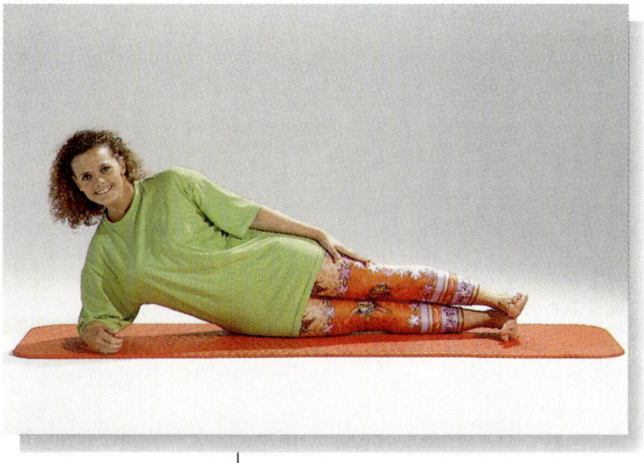

Abb. 93

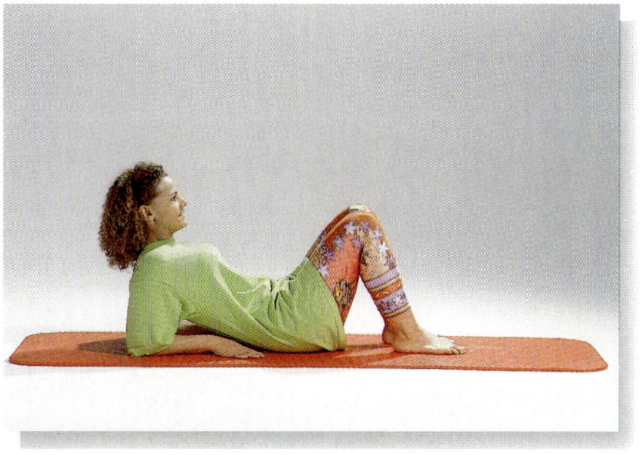

Abb. 95

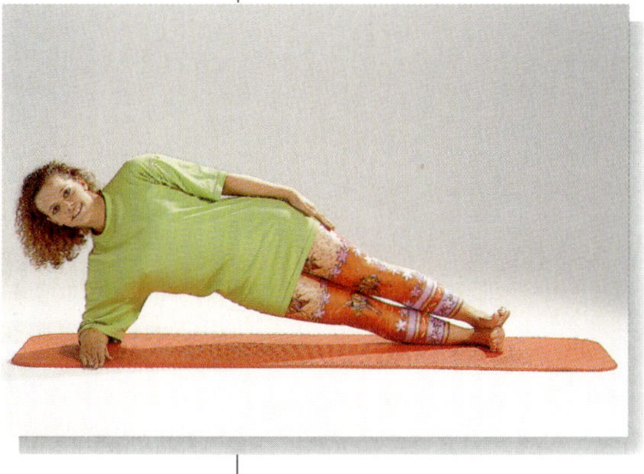

Abb. 94

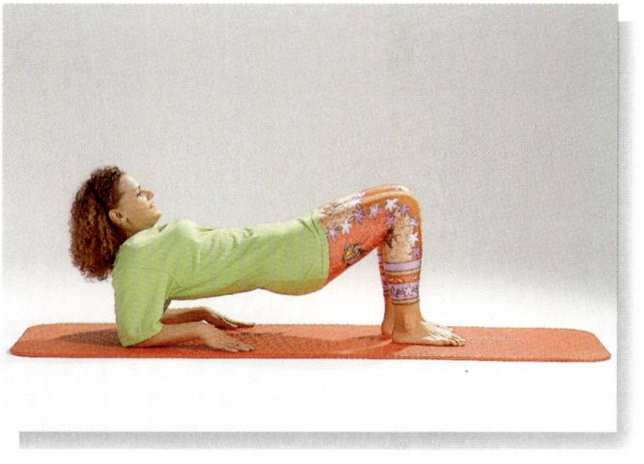

Abb. 96

Übung 2

Seitlicher Unterarmstütz mit gestreckten Beinen

- Wie Übung zuvor, jedoch werden die Beine ausgestreckt. Der Körper bildet dabei eine gerade Linie. (Abb. 93 und 94)

Übung 3

Rückwärtiger Unterarmstütz mit aufgestellten Beinen

- Nehmen Sie die Rückenlage auf einem festen Untergrund ein.

- Stützen Sie den Oberkörper so auf den Unterarmen ab, dass sich die Ellenbogen direkt unter den Schultern befinden.
- Stellen Sie nun die Beine in Hüftbreite an. (Abb. 95)
- Spannen Sie das Gesäß an und heben Sie es von der Unterlage ab. (Abb. 96)
- Verweilen Sie kurz in dieser Position und wiederholen Sie die Übung 5- bis 7-mal.

Übung 4

Rückwärtiger Unterarmstütz mit gestreckten Beinen

- Wie Übung zuvor, jedoch werden die Beine ausgestreckt und dabei die Füße hochgezogen. (Abb. 97)

Übung 5

Unterarmstütz mit gestreckten Beinen in Bauchlage

- Nehmen Sie die Bauchlage auf einem festen Untergrund ein.
- Stützen Sie Ihren Oberkörper auf den Unterarmen ab und stellen Sie beide Füße auf die Zehenspitzen. (Abb. 98)
- Führen Sie in dieser Position 10 Liegestützen aus. (Abb. 99)

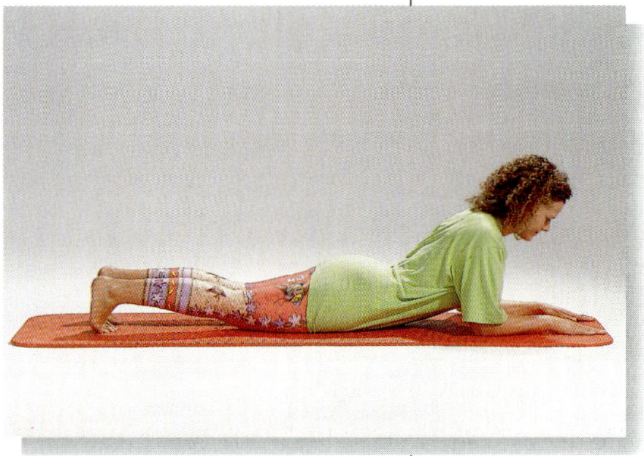

Abb. 98

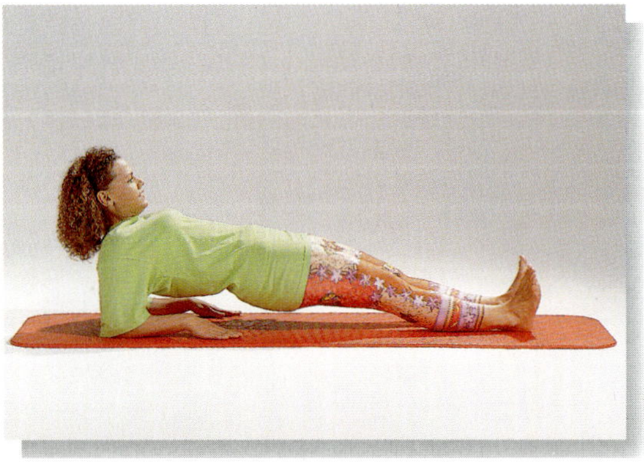

Abb. 97

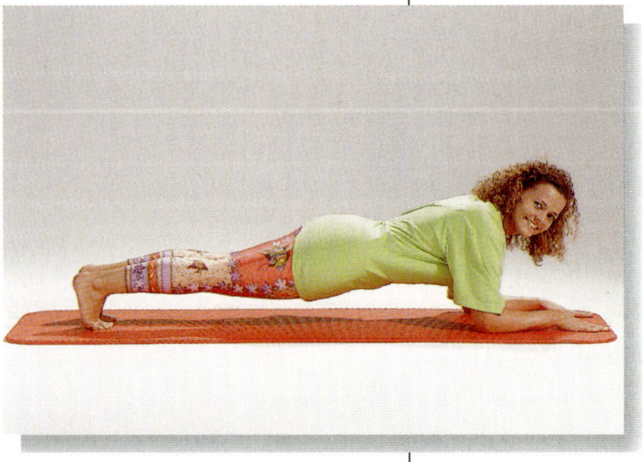

Abb. 99

Partnerübungen mit dem Seil

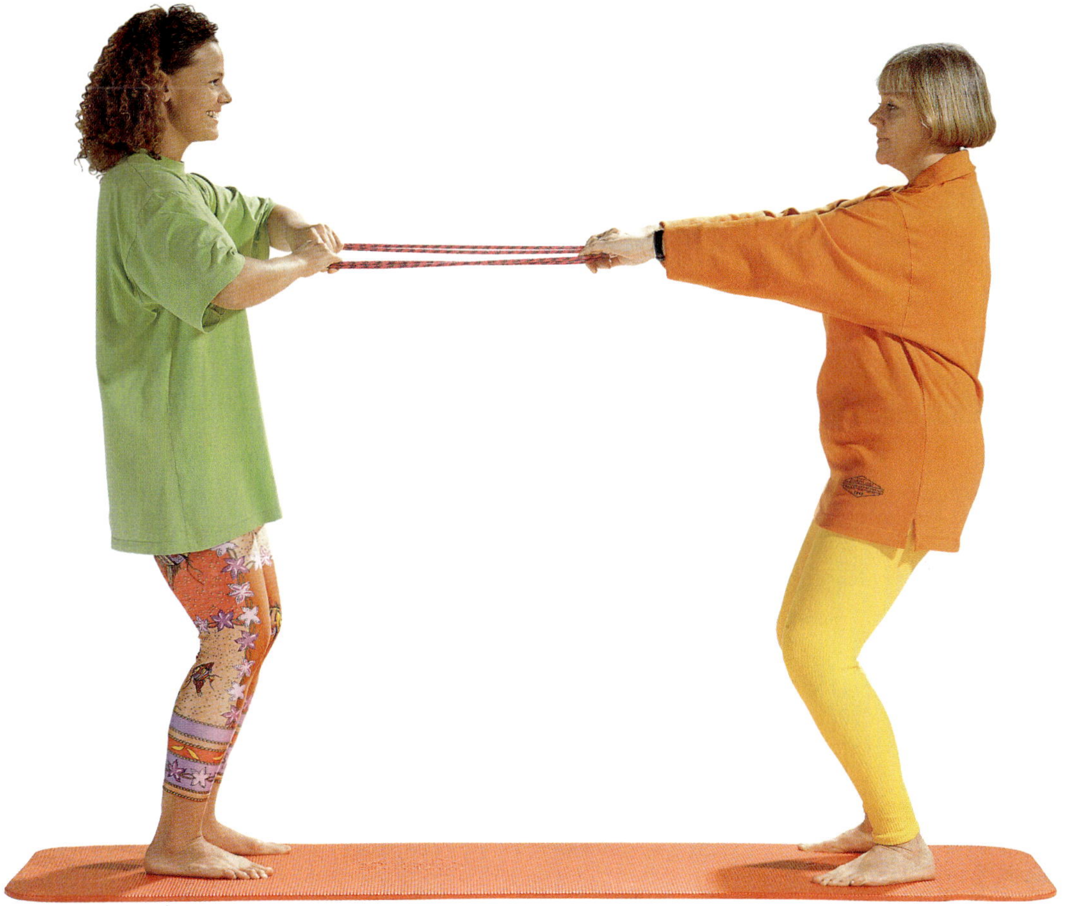

Abb. 100

Für die Übungen benötigen Sie ein Seil (Wäscheleine, Springseil o. Ä.), das durch Zusammenlegen auf eine Länge von etwa 60 cm gebracht wird.
Die nachfolgenden Übungen setzen jeweils folgende **Ausgangsstellung** voraus:

- Beide Partner stehen sich im Abstand von etwa 1 Meter gegenüber und nehmen den Grätschstand ein.
- Die Arme hängen locker am Körper entlang.
- Beide Partner gehen leicht in die Knie und kippen dabei das Becken nach vorne.

Übung 1

Waagerechte Zugübung

- Nehmen Sie die Ausgangsstellung ein.
- Jeder erfasst mit beiden Händen ein Ende des Seils, wobei ein Partner die Arme vor der Brust gebeugt und der andere die Arme in gleicher Höhe gestreckt hält. (Abb. 100)
- Zunächst ziehen beide das Seil in Brusthöhe zügig hin und her und beginnen dann stufenweise immer stärkeren Widerstand zu leisten.
- Führen Sie diese Übung etwa 1 Minute lang aus.

Übung 2

Diagonale Zugübung

- Nehmen Sie die Ausgangsstellung (siehe oben) ein.
- Jeder erfasst mit der rechten Hand ein Ende des Seils, um dieses hin und her zu ziehen, wobei einer zur rechten Hüft-

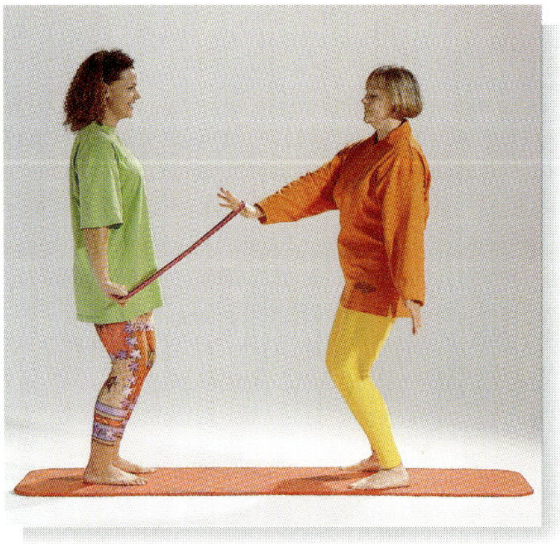

Abb. 101

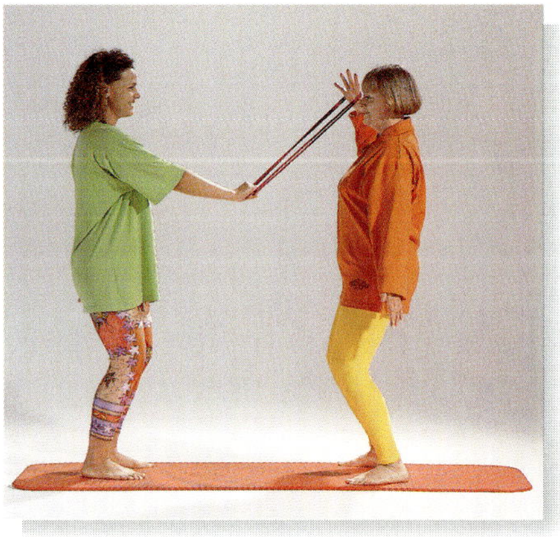

Abb. 102

seite nach unten und der andere mit aufgestellter Hand diagonal in Richtung rechtes Ohr nach oben zieht. (Abb. 101 und 102, S. 117)

- Verstärken Sie beim Ziehen stufenweise den Widerstand.
- Führen Sie diese Übung etwa 1 Minute lang aus.

Übung 3

Zugübung über dem Kopf

- Nehmen Sie die Ausgangsstellung (siehe Seite 117) ein.
- Jeder erfasst ein Ende des Seils. Beide ziehen nun im Wechsel das Seil über dem Kopf hin und her. (Abb. 103)
- Verstärken Sie nun stufenweise beim Ziehen den Widerstand.
- Führen Sie diese Übung etwa 1 Minute lang aus.

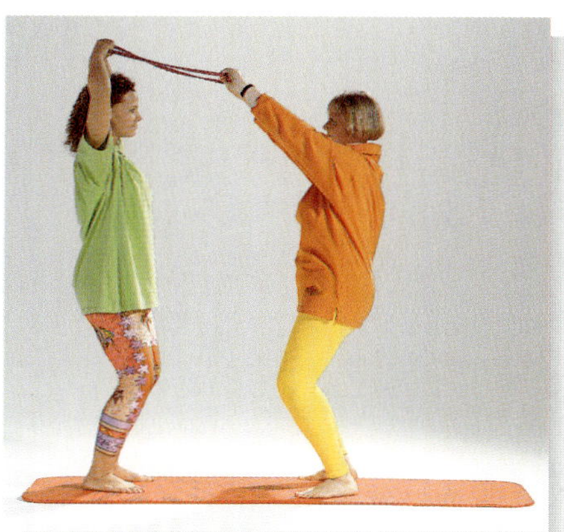

Abb. 103

Übung 4

Zugübung (im Zehenstand)

- Die Partner stehen mit gegrätschten Beinen und gebeugten Knien mit dem Rücken zueinander.
- Beide halten mit ausgestreckten Armen je ein Seilende auf Spannung über den Kopf.
- Während der eine Partner das Seil über den Kopf nach vorne zieht, leistet der andere mit aufgestellten Händen leichten Widerstand und zieht das Seil über seinen Kopf. (Abb. 104)
- Führen Sie diese Übung nun auch etwa 1 Minute lang im Zehenstand aus.

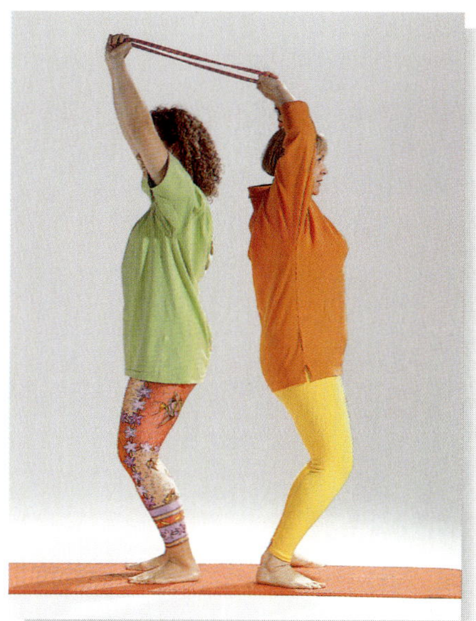

Abb. 104

Übung 5

Senkrechte Zugübung

- Ein Partner nimmt die Ausgangsstellung ein, der andere kniet sich mit dem Rücken vor ihm auf ein Kissen.
- Jeder erfasst mit beiden Händen ein Seilende, wobei der kniende Partner das Seil nach vorne herunter zieht und der hinter ihm stehende Partner das Seil mit aufgestellten Händen nach oben zieht. (Abb. 105)
- Beim Ziehen soll der Widerstand stufenweise verstärkt werden.
- Führen Sie diese Übung etwa 1 Minute lang aus und wiederholen Sie sie nach dem Stellungswechsel.

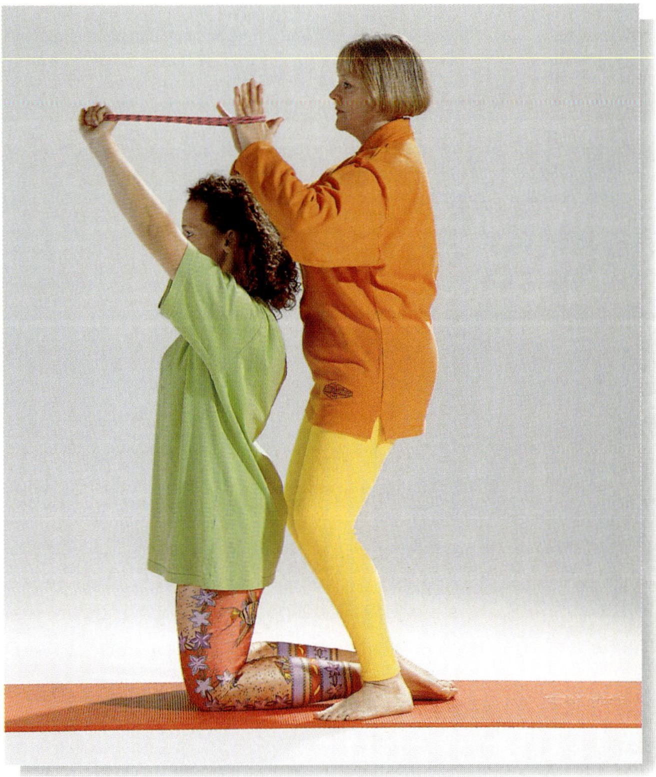

Abb. 105

Partnerübungen auf dem Gymnastikball

Die nachfolgenden Übungen setzen jeweils folgende **Ausgangsstellung** voraus:

- Die Partner sitzen sich in aufrechter Haltung gegenüber.
- Beine und Füße sind leicht gegrätscht, die Hände liegen auf den Oberschenkeln. (Abb. 106)
- Die Partner nehmen die Grundspannung ein:
  Beide Fußspitzen hochziehen (Fersenstand). Dabei die Fersen fest auf den Boden und von sich wegdrücken.
  Gesäß (Pobacken zusammenkneifen) und Bauchmuskeln anspannen.

Übung 1

Diagonales Abheben von Arm und Bein

- Nehmen Sie die Ausgangsstellung ein.
- Heben Sie den rechten Arm gestreckt nach vorne hoch und heben Sie die linke Ferse vom Boden ab. (Abb. 107)
- Verweilen Sie in dieser Position etwa 7 Sekunden.

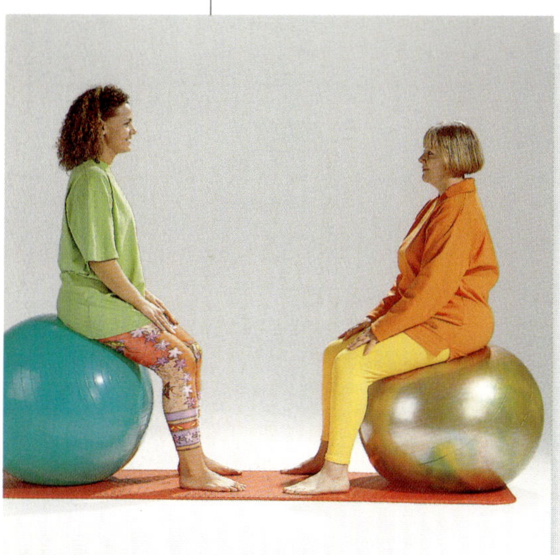

Abb. 106

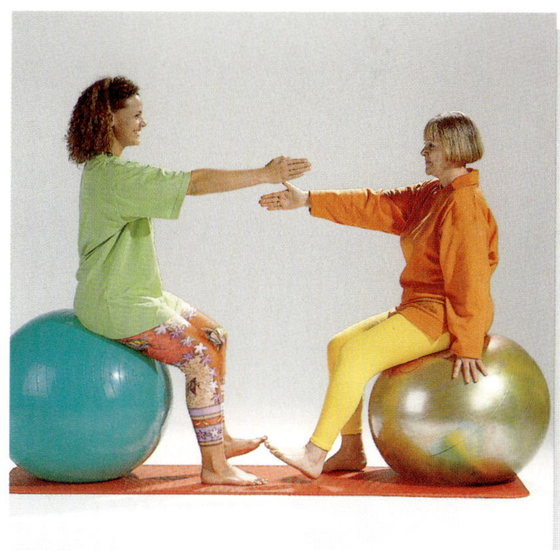

Abb. 107

- Lösen Sie nun die Spannung und nehmen Sie die Ausgangsstellung wieder ein.
- Wiederholen Sie diese Übung 5-mal.
- Führen Sie dann die Übung mit dem linken Arm und der rechten Ferse aus.

Übung 2

Gleichmäßige Zug- und Druckübung mit dem Gymnastikstab bzw. Besenstiel

- Nehmen Sie die Ausgangsstellung (siehe Seite 120) ein.
- Die Partner erfassen mit jeder Hand das Ende eines Gymnastikstabs; die Stäbe werden parallel gehalten. (Abb. 108)
- Die Partner bewegen nun die Gymnastikstäbe etwa 10-mal spannungsfrei und gleichmäßig hin und her.
- Nun weden die Gymnastikstäbe mit Spannung 10-mal hin und her bewegt, indem jeweils ein Partner Widerstand leistet.
- Wiederholen Sie diese Übung 5-mal.

Übung 3

Wechselseitige Zug- und Druckübung mit dem Gymnastikstab

- Nehmen Sie die Ausgangsstellung (siehe Seite 120) ein.
- Die Partner erfassen mit jeder Hand das Ende eines Gymnastikstabs.

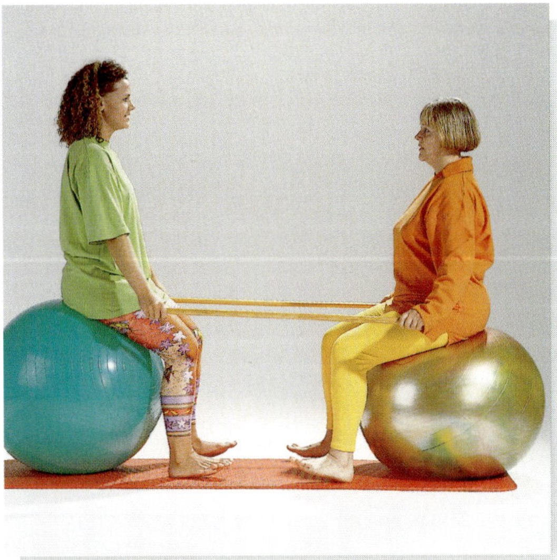

Abb. 108

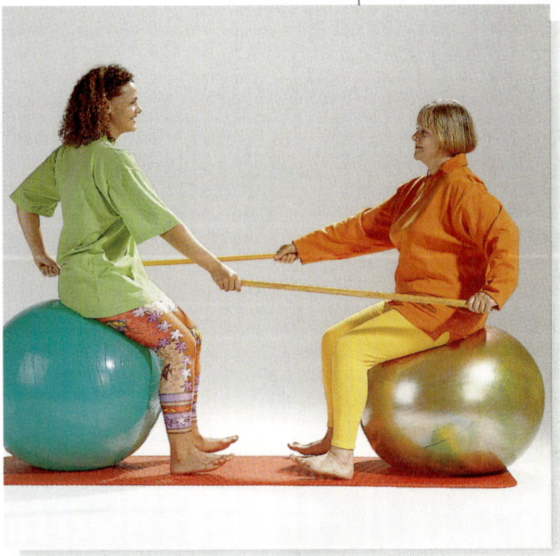

Abb. 109

- Die Partner bewegen nun die Gymnastikstäbe etwa 10-mal spannungsfrei, aber jeweils in entgegengesetzter Richtung hin und her. (Abb. 109, S. 121)
- Nun die gleiche Übung unter Spannung ausführen, indem jeweils ein Partner Widerstand leistet.

Übung 4

Zugübungen, wobei sich die Partner etwas vom Gymnastikball erheben

- Nehmen Sie die Ausgangsstellung (siehe Seite 120) ein.
- Die Partner erfassen mit jeder Hand das Ende eines Gymnastikstabs.
- Beide führen die Stäbe zur Seite, bis die Arme seitlich ausgestreckt sind und einen Winkel von 90° zum Körper bilden.
- Nun ziehen beide gleichzeitig die Enden der Gymnastikstäbe zu sich heran, sodass die Körper durch die so erzeugte Spannung vom Gymnastikball leicht abgehoben werden. (Abb. 110)
- Beide verweilen in dieser Position etwa 5 Sekunden.
- Lösen Sie jetzt die Spannung und nehmen Sie die Ausgangsstellung wieder ein.
- Führen Sie die Übung 5-mal aus.

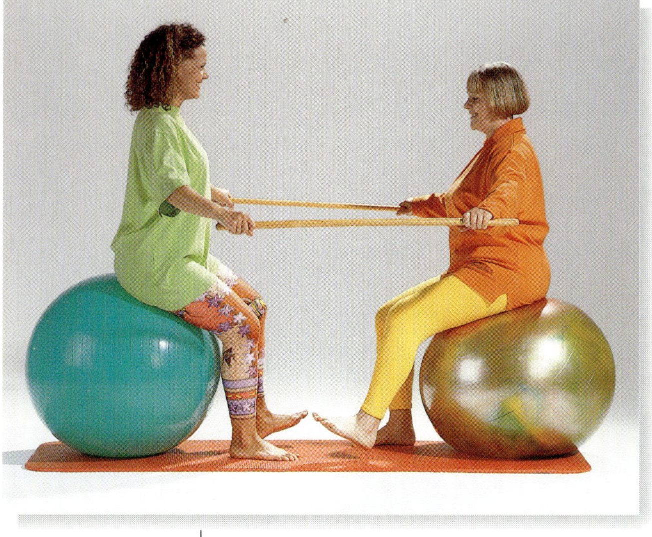

Abb. 110

Übung 5

Wie Übung zuvor, jedoch zusätzlich die Fersen im Wechsel anheben

- Nehmen Sie die Ausgangsstellung (siehe Seite 120) ein.
- Die Partner erfassen mit jeder Hand das Ende eines Gymnastikstabs.
- Beide führen die Stäbe zur Seite, bis die Arme seitlich ausgestreckt sind und einen Winkel von 90° zum Körper bilden.

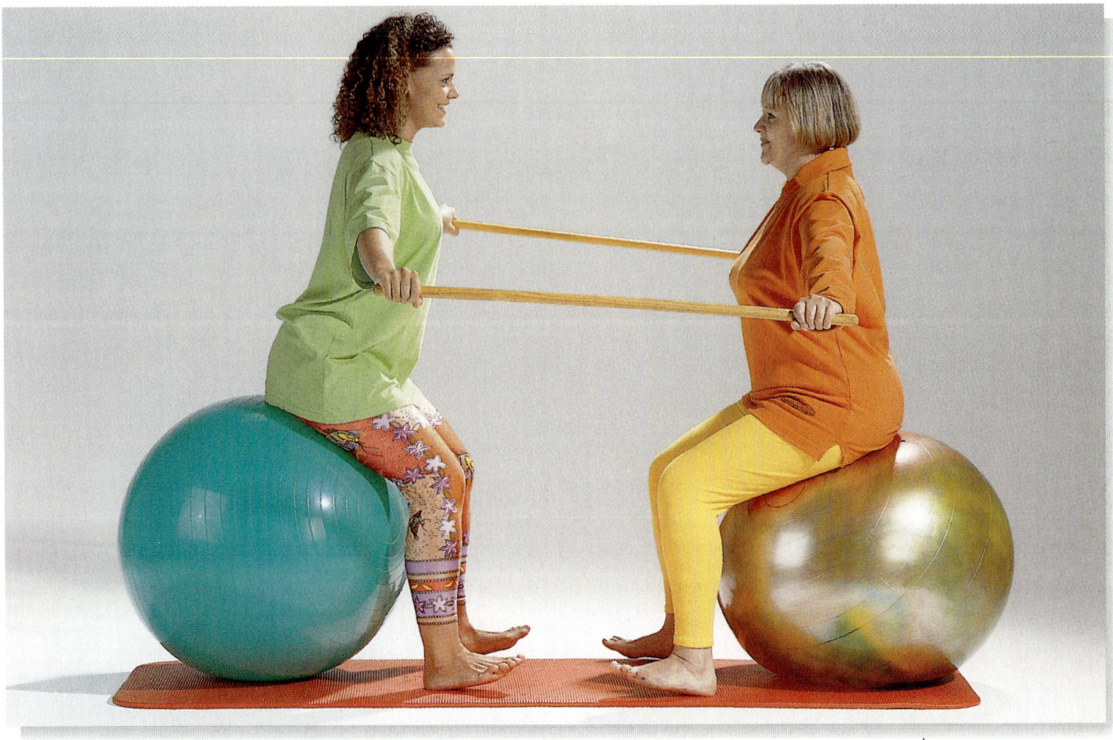

Abb. 111

- Nun ziehen beide gleichzeitig die Enden der Gymnastikstäbe zu sich heran, sodass die Körper durch die so erzeugte Spannung vom Gymnastikball leicht abgehoben werden.
- In dieser Position hebt jeder die rechte Ferse leicht vom Boden ab und beide verweilen in dieser Stellung etwa 5 Sekunden lang.
- Lösen Sie die Spannung und nehmen Sie die Ausgangsstellung wieder ein.
- Nun wiederholen Sie die gleiche Übung, jedoch heben Sie dabei die linke Ferse vom Boden ab. (Abb. 111)
- Führen Sie diese Übungsfolge insgesamt 5-mal aus.

Anhang

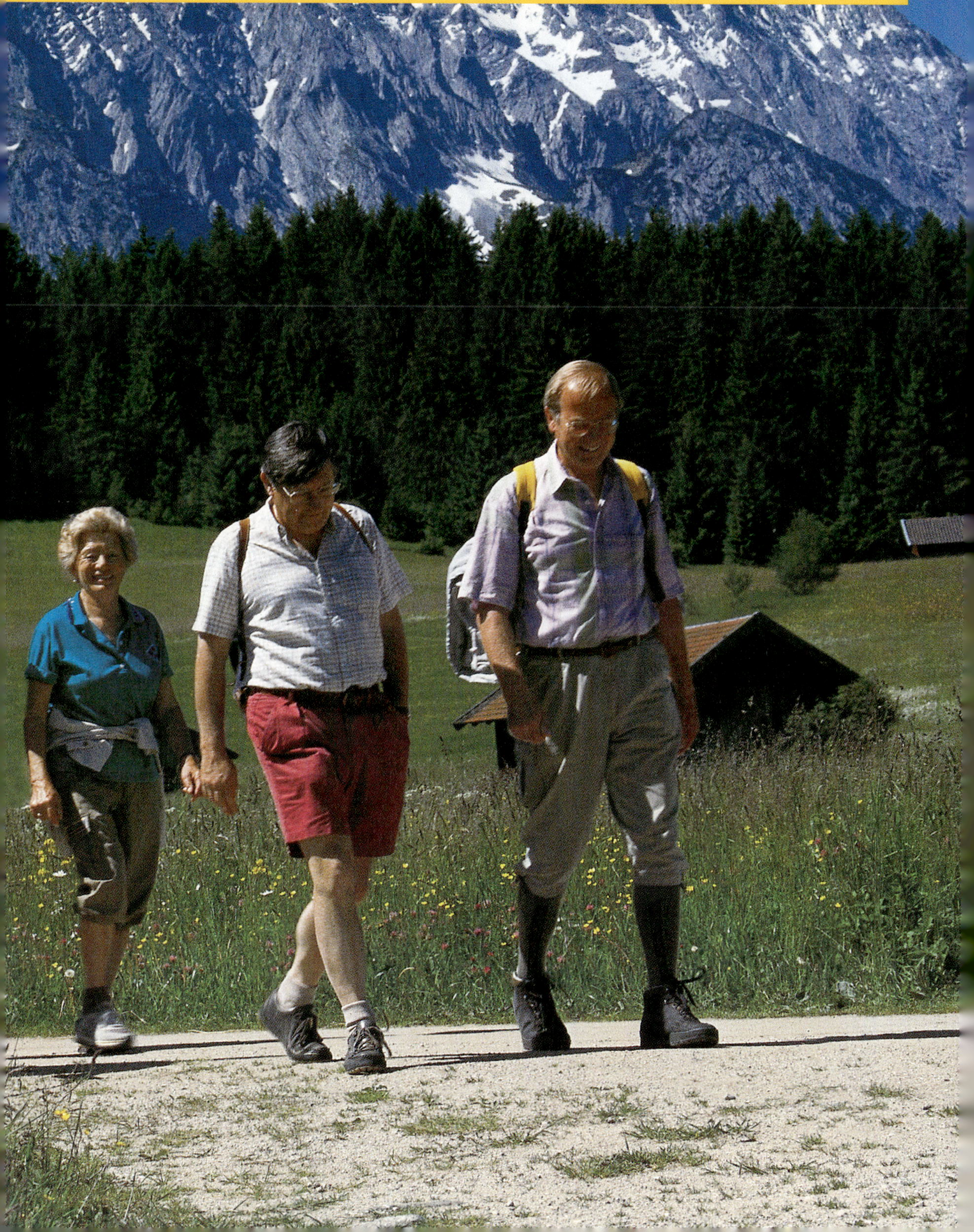

Nützliche Adressen

Deutscher Verband für
Physiotherapie
Zentralverband der Physiotherapeuten/Krankengymnasten
(ZVK) e.V.
Deutzer Freiheit 72–74
51147 Köln

Deutsche Schmerzhilfe e.V.
Woldsenweg 3
20249 Hamburg

Deutsche Zentrale für Volksgesundheitspflege e.V.
Münchener Str. 48
60329 Frankfurt

Kuratorium für Therapeutisches
Reiten
Freiherr-von-Langen-Str. 13
48231 Warendorf

Deutsche Rheumaliga
Bundesverband e.V.
Rheinallee 69
53173 Bonn

Verband für physikalische
Therapie
Hauptgeschäftsstelle
Hofweg 15
22085 Hamburg

Aktion Gesunder Rücken e.V.
Postfach 1361
27423 Bremervörde

Deutsche Gesellschaft für
Manuelle Medizin
Ärzteseminar Hamm-Boppard
(FAC) e.V.
Heerstr. 162
56154 Boppard

Bundesverband der deutschen
Rückenschulen e.V.
83043 Bad Aibling

Memory Liga e.V.
Liga für Praegeriatrie
Kolonie 5
77787 Nordrach

Literaturhinweise

- Arend, W.: Kreuzschmerz (Sonderausgabe), Berlin, Volk und Gesundheit 1990
- Benninghoff, A., Goerttler, K.: Lehrbuch der Anatomie des Menschen, München – Berlin, Urban & Schwarzenberg 1964
- Faller, A.: Der Körper des Menschen, Stuttgart, Thieme 1988
- Hess, H., Eder, K., Montag, H.-J., Schutt, K.: Natürliche Behandlungsmethoden bei Rückenschmerzen, Niedernhausen FALKEN 1990
- Kapandji, J.A.: Funktionelle Anatomie der Gelenke, Band 3: Rumpf und Wirbelsäule, Stuttgart, Enke 1992
- Keller, L.: Wirbelsäulengymnastik, Niedernhausen, FALKEN 1995
- Krämer, J.: Bandscheibenschäden, München, Heyne 1997
- Nentwig, Chr., Krämer, J., Ullrich, C.-H. (Hrsg.): Die Rückenschule, Stuttgart, Enke 1990

Register

Von derselben Autorin sind im FALKEN Verlag bereits erschienen:
Schwangerschaftsgymnastik und Geburtsvorbereitung (1423)
Rückbildungsgymnastik (1470)

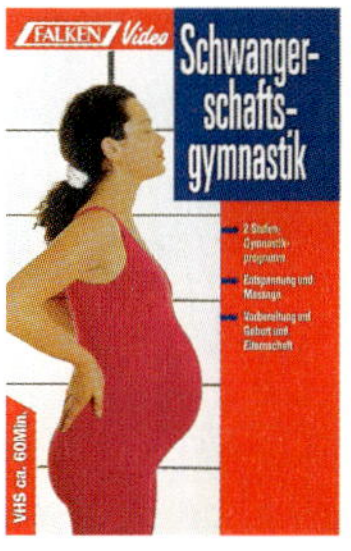

Überall, wo es Bücher gibt, sind auch die FALKEN Videos „Schwangerschaftsgymnastik" (6175, VHS, Spieldauer ca. 30 Min., in Farbe) und „Rückbildungsgymnastik" (6176, VHS, Spieldauer ca. 30 Min., in Farbe) erhältlich

Der Text dieses Buches entspricht den Regeln der neuen deutschen Rechtschreibung

ISBN 3 8068 2102 X

Umschlaggestaltung: Elisabeth Berthauer
Redaktion: Herbert Habicht
Herstellung: Albert Brühl
Titelbild: WDV Wirtschaftsberatung (M. Stalter), Bad Homburg
Fotos: STUDIO TEAM mbH, Wolfgang Zöltsch, Langen; bis auf **FALKEN Archiv,** Niedernhausen: S. 21 (Polaschek), 40/41 (Zöltsch); **Keyslom Pressedienst,** Hamburg: S. 45, 46; **Mauritius,** Mittenwald: S. 10/11; **Ulrich Niehoff,** Bienenbüttel: S. 25; **Silvestris Fotoservice,** Kastl./Obb.: S. 16/17 (Pforr), 47 (Rosing), 124 (Kran)
Foto Umschlagrückseite: STUDIO TEAM mbH, Wolfgang Zöltsch, Langen
Zeichnungen: FALKEN Archiv, Niedernhausen: S. 19 (W. Preuser); alle anderen Zeichnungen W. Scholz, Dornburg

Die Ratschläge in diesem Buch sind von der Autorin und vom Verlag sorgfältig erwogen und geprüft, dennoch kann eine Garantie nicht übernommen werden. Eine Haftung der Autorin bzw. des Verlags und seiner Beauftragten für Personen-, Sach- und Vermögensschäden ist ausgeschlossen.

Satz und Lithografie: Grunewald Satz & Repro GmbH, Kassel
Druck: Bonitas-Bauer GmbH & Co. KG, Würzburg

817 2635 4453 6271